临床病理住院医师规范化培训实践系列教材

临床病理学疑难案例精析

主　编　应建明　冯晓莉　宋　艳

副主编　石素胜　朱玥璐　梁　晶　胡春芳

秘　书　李丽红　姚孟飞　李璐媛

编委名单（按姓氏笔画排序）

王　欣	中国医学科学院肿瘤医院	应建明	中国医学科学院肿瘤医院
王旭萍	吕梁市人民医院	宋　艳	中国医学科学院肿瘤医院
王晓军	中国医学科学院肿瘤医院	张宏图	中国医学科学院肿瘤医院
王晓娟	山西省肿瘤医院	陈　锐	重庆大学附属肿瘤医院
文亚茹	中国医学科学院肿瘤医院	罗宜洋	中国医学科学院肿瘤医院
石素胜	中国医学科学院肿瘤医院	周　全	中国医学科学院肿瘤医院
代斯璐	中国医学科学院肿瘤医院	郑　闪	中国医学科学院肿瘤医院
白　洁	华北理工大学附属医院	赵中原	赤峰市妇产医院
冯小龙	中国医学科学院肿瘤医院	胡红艳	云南省肿瘤医院
冯晓莉	中国医学科学院肿瘤医院	祝心怡	中国医学科学院肿瘤医院
朱玥璐	中国医学科学院肿瘤医院	袁　培	中国医学科学院肿瘤医院
朱翠敏	承德医学院附属医院	曹　铮	中国医学科学院肿瘤医院
刘　丽	中国医学科学院肿瘤医院	曹　琪	中国医学科学院肿瘤医院
刘尚梅	中国医学科学院肿瘤医院	曹亚楠	中国医学科学院肿瘤医院
刘嘉琳	河北大学附属医院	梁　晶	中国医学科学院肿瘤医院
安晓燕	大同市第五人民医院	鲁海珍	中国医学科学院肿瘤医院
李木丽	中国医学科学院肿瘤医院 深圳医院	裴笑月	大连大学附属新华医院
		薛丽燕	中国医学科学院肿瘤医院
李丽红	中国医学科学院肿瘤医院	戴洪甜	中国医学科学院肿瘤医院
李璐媛	中国医学科学院肿瘤医院	魏家聪	中国医学科学院肿瘤医院
邹霜梅	中国医学科学院肿瘤医院		

注：中国医学科学院肿瘤医院全称　国家癌症中心　国家肿瘤临床医学研究中心中国医学科学院北京协和医院肿瘤医院

人民卫生出版社

·北　京·

图书在版编目（CIP）数据

临床病理学疑难案例精析 / 应建明，冯晓莉，宋艳
主编 . —北京：人民卫生出版社，2024.4
临床病理住院医师规范化培训实践系列教材
ISBN 978-7-117-36257-3

Ⅰ. ①临… Ⅱ. ①应…②冯…③宋… Ⅲ. ①病理
学 – 病案 – 职业培训 – 教材 Ⅳ. ①R36

中国国家版本馆 CIP 数据核字（2024）第 085568 号

人卫智网	www.ipmph.com	医学教育、学术、考试、健康， 购书智慧智能综合服务平台
人卫官网	www.pmph.com	人卫官方资讯发布平台

临床病理学疑难案例精析
Linchuang Binglixue Yinan Anli Jingxi

主　　编：应建明　冯晓莉　宋　艳
出版发行：人民卫生出版社（中继线 010-59780011）
地　　址：北京市朝阳区潘家园南里 19 号
邮　　编：100021
E - mail：pmph @ pmph.com
购书热线：010-59787592　010-59787584　010-65264830
印　　刷：天津市光明印务有限公司
经　　销：新华书店
开　　本：787 × 1092　1/16　　印张：11
字　　数：303 千字
版　　次：2024 年 4 月第 1 版
印　　次：2024 年 10 月第 1 次印刷
标准书号：ISBN 978-7-117-36257-3
定　　价：98.00 元

前　言

　　中国医学科学院肿瘤医院临床病理住院医师规范化培训基地成立于2006年，是北京市首批住院医师规范化培训基地，也是国家卫生健康委员会首批住院医师培训基地，自成立以来，通过科室全体师生的不断努力，得到了医院的高度重视和病理科同仁的大力支持。基地不断完善制度，重视师资队伍建设，提高教学能力水平，在2021年获批国家临床病理住院医师规范化培训重点基地。近20年来，在全体科室成员的共同努力下，病理住培教学及病例资料库有了一定的积累，现通过系统整理编撰成书，分享给更多的基地及病理同仁。

　　病理学以其独特的视角和方法，为诊断疾病、理解病变过程奠定了基础。临床病理诊断不仅能帮助医生确诊，还可指导治疗方案的选择和疾病预后的评估。然而，临床病理学是一门高度依赖显微镜下实时解释的经验性学科。作为国家癌症中心，科室每年的外检量和会诊数量在国内名列前茅，积累了大量的常规经典病例，以及少见、疑难和非典型病例。继《肿瘤术中病理诊断图谱及解析》《临床病理学经典案例图谱》正式出版后，我们再次将基地积累的丰富病例资源进行系统整理和筛选，旨在通过探讨来自不同系统的疑难病例，提高读者在临床病理学领域的诊断能力和鉴别诊断技巧。

　　本书每个案例都经过精心挑选，不仅包括常见疾病中的疑难情况，也涉及一些罕见且复杂的病例。这些病例覆盖了人体的各个系统，从常见的呼吸系统和消化系统疾病，到生殖系统和血液系统的复杂病理过程，旨在全面展示病理学在医学诊断中的重要作用和病理医生面临的挑战。为了使每个病例的学习效果最大化，本书在展示病例的同时，详细介绍了病理学检查的流程，包括组织学检查、免疫组织化学染色、分子病理学检测等关键技术。通过学习这些技术，读者可以了解如何从细胞和分子水平解读疾病的本质。本书还特别强调了鉴别诊断的重要性。对于每个病例，我们都详细讨论了与之相似的其他疾病，解释了如何通过病理学特征将它们区分开来。这一过程不仅能帮助读者提高诊断的准确性，也能加深其对疾病病理生理学的理解。

　　衷心感谢各位编者和专家为本书付出的艰苦劳动，我们希望这本书能成为医学生、病理科住院医师、临床医生以及病理学专业人员的有益参考，可以使其更好地应对未来在临床工作中遇到的挑战。同时，因学科的不断发展，本书难免存在缺点和不足，敬请指正。

编者

2024年2月

目　　录

涎腺透明细胞癌

一、临床资料

患者，男，52岁，2021年12月因"吞咽困难2个月，声音嘶哑2周"门诊就诊，初步诊断为：右颌下恶性肿瘤（治疗后）；喉恶性肿瘤；骨、肺继发恶性肿瘤。

既往史：患者自述于2007年因右颌下恶性肿瘤行手术切除及淋巴结清扫，术后给予放疗。

二、影像学检查

门诊增强计算机断层扫描（computed tomography，CT）示：①右侧梨状隐窝、右侧杓状会厌襞可见软组织增厚，有强化；②左侧颈深淋巴结最大短径约1.1cm，警惕转移；③双肺可见多发结节，大者直径约2.1cm，考虑转移；④胸骨、部分椎体可见斑片状低密度影，考虑转移。

三、病理情况

（一）右侧梨状隐窝活检病理

1. **大体表现** 灰白组织5粒，直径0.1～0.3cm。

2. **镜下表现** 肿瘤细胞呈浸润性方式生长，排列为小梁状或巢片状，细胞巢周围间质可见黏液变性；肿瘤细胞形态单一，呈圆形或卵圆形，细胞质部分呈透明状，部分呈弱嗜酸性，两种类型细胞过渡、融合存在；细胞核较小，形态温和，可见小核仁，核分裂象不易见；局灶表面被覆黏膜鳞状上皮呈单纯性增生（图1-1A～F）。

3. **免疫组织化学染色**（immunohistochemistry staining，IHC） AE1/AE3（3+）、p63（3+）、p40（3+）、calponin（-）、Syn（-）、ChrA（-）、CD56（-）、Ki-67（+60%）（图1-2）。

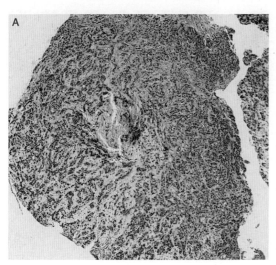
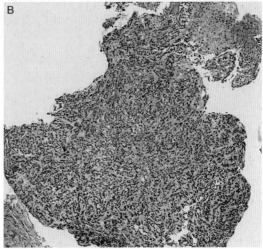

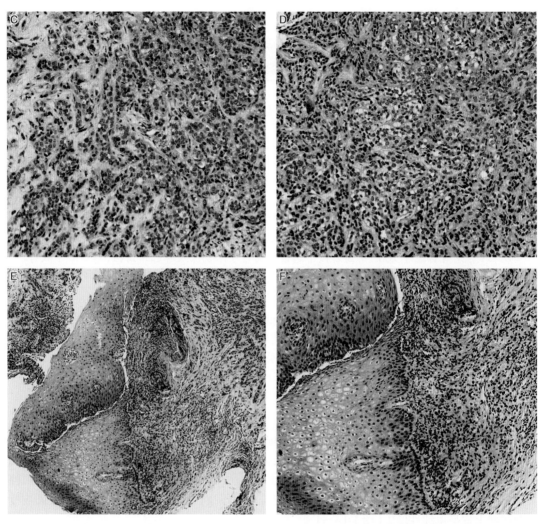

图 1-1　肿瘤细胞排列呈小梁状或巢片状浸润性生长，瘤细胞呈圆形或卵圆形，细胞质部分呈透明状，部分呈弱嗜酸性，两种类型细胞融合存在；瘤细胞核较小，可见小核仁，核分裂象不易见；周围间质可见黏液变性；表面被覆黏膜鳞状上皮呈单纯性增生（图 A～F 示 HE 染色）

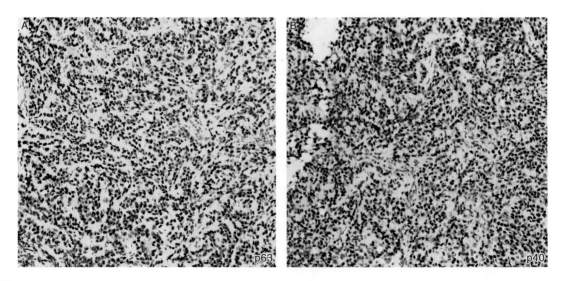

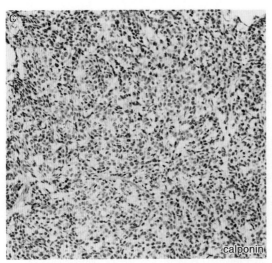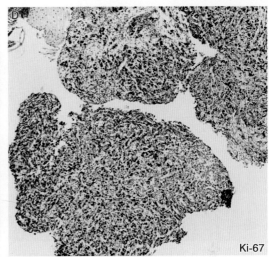

图 1-2　肿瘤细胞免疫组化表达情况

图 A～D 示 p63（3+），p40（3+），calponin（−），Ki-67 增殖指数约 60%。

（二）右上颈穿刺病理

1. **大体表现**　灰白组织 2 条，长 1.0～1.2cm，直径 0.1cm。

2. **镜下表现**　肿瘤细胞排列呈小梁状、条索状或巢状，分布于间质中；瘤细胞形态较一致，部分细胞质空淡透亮，部分细胞质嗜酸性；细胞核呈圆形或卵圆形，大小一致，染色质细腻，可见核仁，但核分裂象罕见；瘤巢被束状纤维间质分隔，间质红染呈玻璃样变性，部分区域可见神经周围侵犯（图 1-3A～D）。

3. **免疫组化结果**　CK5/6（3+）、CK7（3+）、calponin（−）、SMA（−）、S-100（−）（图 1-4）。

（三）复阅外院 2007 年右颌下肿物切除病理切片

1. **镜下表现**　肿瘤细胞呈浸润性方式生长，排列为小梁状、带状或巢状，局灶可见腺样结构及腺腔内黏液分泌；肿瘤细胞形态相对一致，部分胞质嗜酸性，部分胞质空淡透亮，类似透明细胞形态，两种细胞过渡、混合存在；肿瘤细胞核呈圆形或卵圆形，大小较一致，染色质细腻，偶见核仁，核分裂象<1 个 /10HPF；癌巢周围可见束状红染的纤维间质，部分呈明显玻璃样变性，局灶伴黏液变性（图 1-5A～F）。

2. **免疫组化结果**　p63（2+）、p40（2+）、CK5/6（2+）、CK7（2+）、calponin（−）、SMA（−）（图 1-6）。

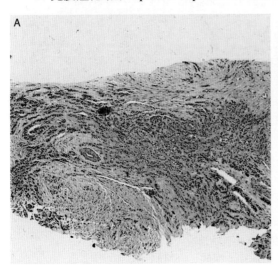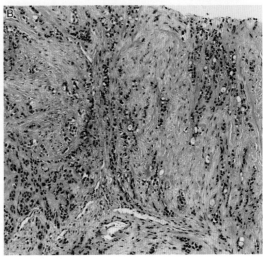

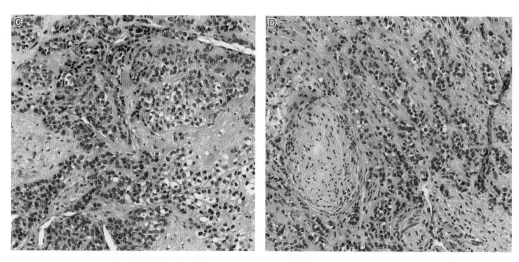

图1-3　肿瘤细胞排列呈小梁状、条索状或巢状，分布于间质中；瘤细胞形态较一致，部分胞质透亮，部分胞质嗜酸性；细胞核呈圆形或卵圆形，染色质细腻，可见核仁，未见明确核分裂象；瘤巢被束状纤维间质分隔，间质红染呈明显玻璃样变性，部分区域可见神经周围侵犯（图A～D示HE染色）

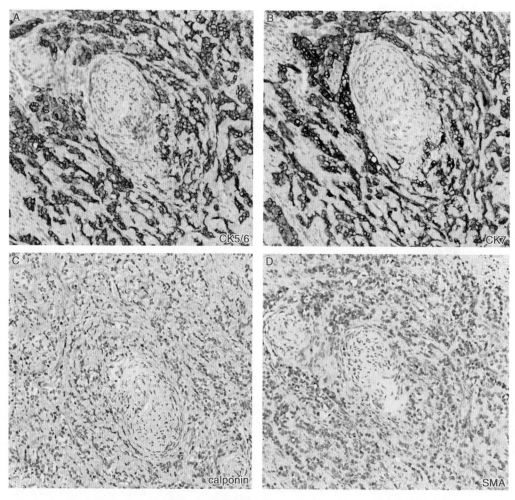

图1-4　肿瘤细胞免疫组化表达情况
图A～D示CK5/6（3+）、CK7（3+）、calponin（−）、SMA（−）。

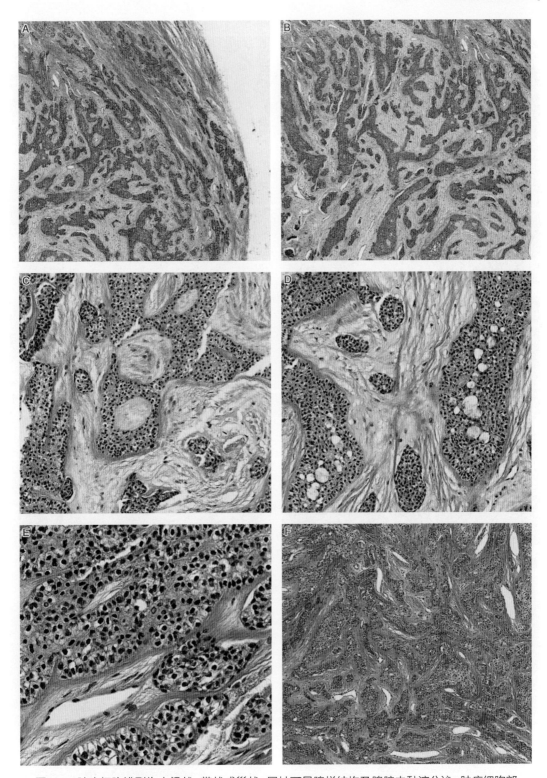

图 1-5　肿瘤细胞排列为小梁状、带状或巢状，局灶可见腺样结构及腺腔内黏液分泌；肿瘤细胞部分胞质嗜酸性，部分胞质空淡透亮，类似透明细胞形态，两种细胞过渡、混合存在；肿瘤细胞核大小较一致，染色质细腻，偶见核仁，核分裂象罕见；癌巢周围可见束状红染的纤维间质，部分呈明显玻璃样变，局灶伴黏液变性（图 A～F 示 HE 染色）

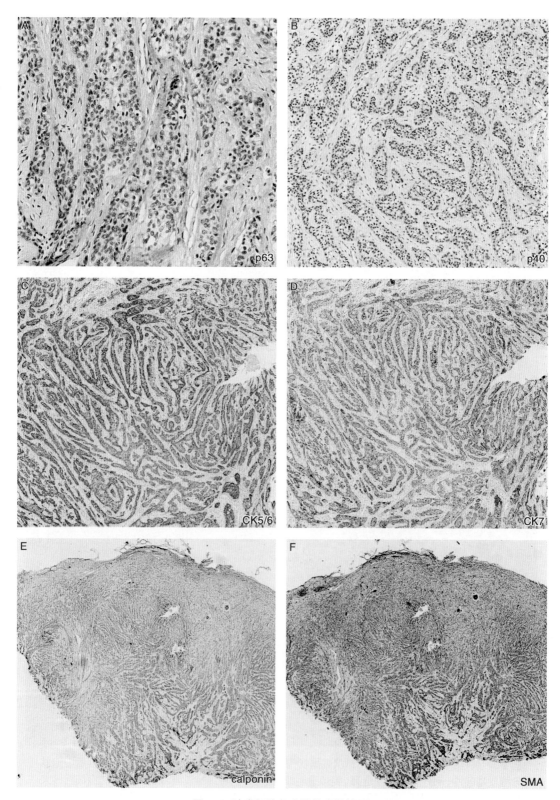

图 1-6   肿瘤细胞免疫组化表达情况
图 A~F 示 p40（2+）、CK5/6（2+）、CK7（2+）、p63（2+）、calponin（－）、SMA（－）。

四、诊断思路

本例患者以吞咽困难及声音嘶哑为主要症状前来就诊,增强CT结果提示颈部淋巴结、双肺及骨出现多发转移,追问既往史可知患者2007年因右颌下恶性肿瘤于外院行手术切除、淋巴结清扫及术后放疗等治疗,术后一般情况良好。此次梨状隐窝活检及右上颈穿刺组织镜下均表现为肿瘤细胞呈浸润性方式生长,排列为小梁状、条索状或巢状,细胞巢周围间质可见黏液变性。肿瘤细胞形态单一,呈圆形或卵圆形,细胞质部分呈透明状,部分呈弱嗜酸性,两种类型细胞过渡、融合存在。细胞核较小,形态温和,可见小核仁,核分裂象不易见,右上颈穿刺组织中可见神经周围侵犯。梨状隐窝活检组织中局灶表面被覆黏膜鳞状上皮呈单纯性增生。免疫组化肿瘤细胞表达鳞状上皮标志物(如p63、p40、CK5/6),不表达肌上皮及神经内分泌标志物。复阅2007年外院右颌下肿物切除病理切片,肿瘤细胞形态及免疫表型与活检组织相似,荧光原位杂交(fluorescence in situ hybridization,FISH)检测显示 *EWSR1* 基因易位阳性。

诊断:(右颌下肿物)涎液腺透明细胞癌;(梨状隐窝、右上颈)　转移性涎液腺透明细胞癌。

五、治疗及随访情况

经随访,患者在明确诊断后返回当地医院进行治疗,目前已经出现全身多发转移,一般情况差。

六、诊断及鉴别诊断要点

(一)诊断要点

涎液腺透明细胞癌(clear cell carcinoma of salivary gland,CCC)是一种罕见的低度恶性肿瘤,约占涎液腺原发肿瘤的1%。其发病年龄广泛,27~80岁不等,中位发病年龄为53.8岁,无明显性别优势,最常见的发病部位为口咽和口腔的小涎液腺(>80%)[1]。患者就诊时多为黏膜下无痛性肿块,表现为局部肿胀或肿块形成,肿瘤缓慢增大,少数可伴有疼痛,偶见肿瘤表面溃疡形成,部分病例可侵犯骨组织[2]。大体常表现为肿瘤界限不清,呈浸润性生长,无明显包膜,剖面为实性,呈灰白或灰褐色[3]。CCC具有特征性的免疫表型:表达广谱细胞角蛋白及鳞状上皮标志物(如CKpan、CK5/6、p40、p63),不表达肌上皮标志物,肿瘤细胞Ki-67阳性指数通常较低,一般不超过10%[3]。肿瘤细胞因其细胞质富含糖原,可被淀粉酶消化,故特殊染色表现为PAS染色(+),黏液卡红染色通常(-)[2]。分子遗传学上CCC具有特征性的 *EWSR1* 基因易位,*EWSR1-ATF1* 基因融合是最常见的融合形式,通常能在80%~90%的病例中检测到,此融合基因的检测也成为日常诊断CCC的有力工具[1-4]。

(二)鉴别诊断

CCC在形态上与诸多肿瘤存在重叠,故鉴别诊断是日常工作的难点。

1. 透明细胞型肌上皮癌　透明细胞型肌上皮癌与CCC镜下形态鉴别困难,且都存在 *EWSR1* 基因易位,单凭FISH检测 *EWSR1* 基因断裂重组无法有效区分两者;但免疫组化有助于鉴别诊断,透明细胞型肌上皮癌可表达S-100蛋白及肌源性标志物,而CCC不表达上述标志物。

2. 透明细胞型鳞状细胞癌　部分CCC存在鳞化或表皮样分化,与透明细胞型鳞状细胞癌难以鉴别。但是,透明细胞型鳞状细胞癌异型性明显大于CCC,核分裂象多见,呈侵袭性生长,可见角化,同时存在 *FGFR1*、*DDR2* 及 *PIK3CA* 突变,可有效鉴别两者。

3. 黏液表皮样癌　好发于腮腺,高分化者无完整包膜,切面灰白灰红,多见囊腔形成;镜下以黏液细胞和分化良好的表皮样细胞为主,囊腔囊壁内衬黏液细胞。低分化者无包膜,浸润性生长,切面灰白均质,囊腔极少;镜下以表皮样细胞和中间细胞为主,形成实性团片,常向周围组织浸润，肿瘤细胞异型性明显，核分裂象易见，可与 CCC 鉴别。另外，黏液表皮样癌被证实具有特征性 *MECT1* 和 *MAML2* 基因融合，有助于鉴别。

4. 转移性透明细胞性肾细胞癌　透明细胞性肾细胞癌转移至唾液腺少见，但仍需要警惕，鉴别多依靠临床病史、组织病理学特征及免疫表型等。

七、最新进展及小结

CCC 虽具有特征性的 *EWSR1-ATF1* 融合基因，但此融合基因并非 CCC 所特有，还存在于其他多种肿瘤实体中，包括软组织透明细胞肉瘤、血管瘤型纤维组织细胞瘤、原发性肺黏液性肉瘤、胃肠道透明细胞肉瘤样肿瘤等[3]。牙源性透明细胞癌（clear cell odontogenic carcinoma，CCOC）因与 CCC 拥有极为相似的形态学特征及分子遗传学改变而备受瞩目，两者间的关系一直存在争议，目前的主流观点认为它们在起源方面存在一定的相关性，可视为发生在不同部位的同一肿瘤实体[2-3]。

EWSR1-ATF1 基因融合是 CCC 最常见的融合形式，除此之外，少部分 CCC 中也有 *EWSR1-CREM* 基因融合。融合基因有多种融合变异体，融合变异体常属于同一基因家族[5]。cAMP 反应元件结合蛋白（cAMP response element binding protein，CREB）家族有 3 个成员：CREB、转录激活因子 -1（activating transcription factor-1，ATF1）及 cAMP 反应元件调控因子（cAMP response element modulator，CREM）。CREB 被丝氨酸 / 苏氨酸激酶激活并与靶基因启动子的 cAMP 反应元件序列结合。*EWSR1-ATF1* 和 *EWSR1-CREB1* 是该家族中最常见的两种融合形式，而 EWSR1-CREM 比较少见。

目前认为，CCC 作为一种低度恶性肿瘤，呈现惰性的临床生物学行为，偶可出现区域淋巴结转移，远处转移较为少见，且多累及肺和骨[6]。与其他低级别唾液腺肿瘤相似，CCC 也可发生高级别转化，此类肿瘤通常具有较为侵袭性的生物学行为[7]。治疗采取手术切除即可，若患者出现切缘阳性、复发或伴有高级别转化，术后辅以放疗，总体预后良好，但化疗能否使患者获益暂时尚未达成共识[2,4,6]。

（白　洁）

参考文献

[1] GUBBIOTTI M A, MONTONE K, ZHANG P, et al. A contemporary update on hyalinizing clear cell carcinoma: compilation of all in-house cases at our institution and a literature review spanning 2015-2020. Hum Pathol, 2021, 111: 45-51.

[2] HIROSE K, USAMI Y, KOHARA M, et al. Clear cell carcinoma of palatal minor salivary gland harboring a novel EWSR1-ATF1 fusion gene: report of a case and review of the literature. Head Neck Pathol, 2021, 15（2）: 676-681.

[3] 赵莎, 朱岩, 潘敏鸿, 等. 头颈部涎腺型透明细胞癌临床病理学特征. 中华病理学杂志, 2022, 51（6）: 494-499.

[4] DESAI A, FAQUIN W C, IAFRATE A J, et al. Clear cell carcinoma: a comprehensive literature review of 254 cases. Int J Oral Maxillofac Surg, 2022, 51（6）: 705-712.

[5] 薛倩倩, 黄焰, 左淑英, 等. 肺原发涎腺型透明细胞癌临床病理学及分子遗传学特征. 中华病理学杂志, 2021, 50（7）: 728-733.

[6] SHARBEL D D, UNSAL A A, GROVES M W, et al. Salivary clear cell carcinoma clinicopathologic characteristics and outcomes: a population-based analysis. Ann Otol Rhinol Laryngol, 2019, 128（11）: 989-996.

[7] XUAN L, WANG S, WEI J, et al. Clinicopathological and molecular study of 10 salivary gland clear cell carcinomas, with emphasis on rare cases with high grade transformation and occurring in uncommon sites. Diagn Pathol, 2022, 17（1）: 18.

病例2

中耳内淋巴囊肿瘤

一、临床资料

患者，女，69岁，3年前出现右侧躺头晕加重，左侧耳闷不适，为行进一步治疗入院。

既往史：9年余前因"左颞骨岩部新生物"于外院行"左颞骨岩部新生物切除术"，术后患者听力完全丧失，耳鸣，反复头晕。

6年前复查核磁显示左侧中耳乳突及桥小脑角区异常信号，行"内淋巴囊乳头状瘤切除术"，术后耳鸣、头晕症状同前。

本次治疗行"左侧颞骨部分切除＋颅底肿物切除＋腹部取脂肪填塞术"。术中所见：切开颅后窝脑膜，肿物质韧，压迫小脑，与脑干界限清楚。

二、病理情况

1. **大体所见**　灰红碎组织一堆，大小30mm×25mm×10mm，全取。

2. **镜下表现**　低倍镜下，送检组织部分为乳头状结构（图 2-1A），部分可见囊腔，伴出血、胆固醇结晶及含铁血黄素沉积（图 2-1B）。中高倍镜下，乳头状结构被覆单层柱状或单层立方上皮（图 2-1C），细胞形态温和，细胞质丰富淡染，透亮或略嗜酸性，细胞核位于细胞表面，远离基底侧（图 2-1D）。

3. **免疫组织化学染色**　AE1/AE3、Ki-67（5%）阳性表达，GFAP、TTF-1、TG、S-100等未见表达（图 2-2）。

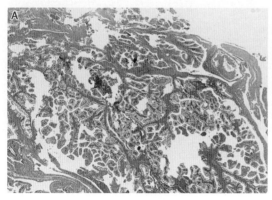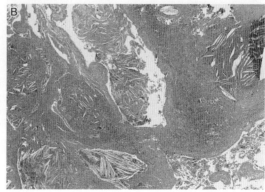

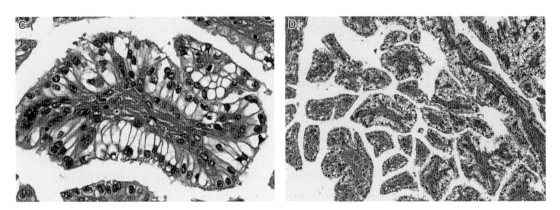

图 2-1　可见乳头状结构及囊腔结构，囊内见出血、胆固醇结晶及含铁血黄素沉积；乳头状结构被覆单层细胞，细胞质丰富透亮，细胞核位于细胞表面（图 A～D 示 HE 染色，分别为 20×、20×、400×、100× 镜下不同的形态）

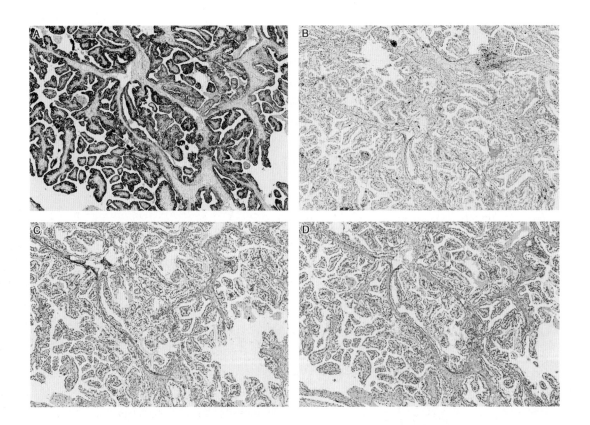

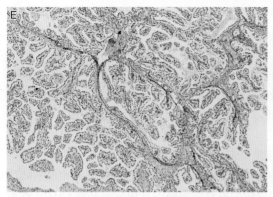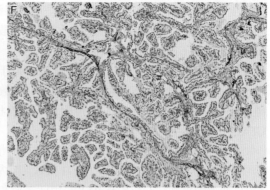

图 2-2　肿瘤免疫组织化学染色表达情况

图 A~F 分别显示 AE1/AE3、Ki-67（5%）阳性表达，GFAP、TTF-1、TG、S-100 阴性表达。

三、诊断思路

本例患者有手术史，首次及本次肿瘤均位于左侧颞骨，考虑为肿瘤复发。镜下表现主要以乳头状结构及囊性结构为主，乳头状结构中细胞质丰富淡染，嗜酸性或透亮，细胞形态温和，细胞核远离基底侧。根据乳头状结构及细胞质透亮的形态学特征，我们从原发及转移的角度进行分析。从原发的角度看，该部位常见的肿瘤有内淋巴囊肿瘤、侵袭性乳头状肿瘤、乳头状室管膜瘤及脉络丛乳头状瘤。从转移的角度分析，可能的肿瘤有甲状腺乳头状癌、透明细胞肾细胞癌、乳头状肾细胞癌及肺腺癌。免疫组化肿瘤细胞表达 AE1/AE3，Ki-67 增殖指数较低，而 TTF-1、TG 阴性，排除了甲状腺乳头状癌及肺腺癌；GFAP 及 S-100 阴性，排除了乳头状室管膜瘤及脉络丛乳头状瘤；同时临床资料显示患者既往无肾脏肿瘤史，影像学检查结果未显示肾脏异常。结合肿瘤的位置及形态，最终诊断为内淋巴囊肿瘤。

四、诊断及鉴别诊断要点

（一）诊断要点

目前认为内淋巴囊肿瘤可能起源于内淋巴囊的乳头状上皮，约 10% 的病例与希佩尔 - 林道病（von Hippel-Lindau disease，VHL）相关，其中 30% 是双侧发生。内淋巴囊肿瘤首次报道于1988 年，1990 年被 Heffner 证明起源于内淋巴囊，最初局限于内耳内淋巴囊，随着肿瘤进展，会破坏颞骨（岩部），深入中耳、颅中窝、颅后窝及桥小脑角。其临床表现无特征性，主要为听力受损，耳鸣，耳闷眩晕。

镜下肿瘤边界不清，周围有血管肉芽形成、含铁血黄素沉积、胆固醇结晶及营养不良性钙化，主要为乳头状及囊性结构，被覆单层细胞，偶为双层。可见小的腺样结构及滤泡结构，内含嗜酸性胶样物，PAS 阳性，类似甲状腺滤泡。乳头可见纤维血管轴心，被覆扁平、立方状或柱状细胞，细胞核形态温和，远离基底侧；有透明或嗜酸性细胞质。

肿瘤细胞可表达广谱上皮标志物，SOX-10、vimentin 可呈阳性，同时 CAIX 及 PAX8 可呈现强而弥漫的膜阳性，而 Ki-67 指数较低。

（二）鉴别诊断

主要与三大类疾病进行鉴别：①发生于耳的肿瘤，如中耳腺瘤、耵聍腺瘤；②神经系统肿瘤，如脉络丛乳头状瘤及乳头状室管膜瘤；③远处转移，如甲状腺乳头状癌、透明细胞肾细胞癌。

1. 发生于耳的肿瘤　中耳腺瘤是发生在中耳的一类良性腺样肿瘤，具有神经内分泌分化。形态学上结构多样，可呈腺样、管状或实性片状、小梁状等排列，间质常见纤维反应。肿瘤细胞表达上皮标志物及神经内分泌标志物。耵聍腺瘤镜下肿瘤界限清楚，呈腺样或囊性结构，可见两层细胞，内层腔面分泌细胞，细胞质丰富，嗜酸，外层为基底肌上皮细胞。内层细胞表达 CK7，外层细胞表达 CK5/6、p63、S-100 等。

2. **神经系统肿瘤**　脉络丛乳头状瘤常见于儿童，最常发生于侧脑室。镜下可见乳头状结构，细胞可呈假复层，部分病例可见钙化。多数病例 CK7、vimentin、S-100、transthyretin 可弥漫阳性，部分病例 GFAP、EMA 可阳性。乳头状室管膜瘤发生于脊髓、颅后窝及幕上，可表达 GFAP、EMA、S-100、Syn 灶状阳性。

3. **远处转移**　包括甲状腺乳头状癌、透明细胞肾细胞癌，需要结合临床表现及免疫组化协助诊断。甲状腺乳头状癌表达 TTF-1、TG。而内淋巴囊肿瘤在与透明细胞肾细胞癌相鉴别的过程中，两者均可表达 CAIX 及 PAX8，因此需要和透明细胞肾细胞癌的其他标志物如 CD10、RCC 等联合运用，内淋巴囊肿瘤不表达后两种标志物。

五、最新进展及小结

内淋巴囊的乳头状囊腺瘤是发生在颞骨后部的高度血管化病变，临床表现包括常见的听力丧失、耳鸣、眩晕，以及较少见的面部肌肉无力。在散发性内淋巴囊肿瘤中，*VHL* 双等位基因失活是其发生的主要机制，除 *VHL* 基因以外的其他原因在内淋巴囊肿瘤的发生中罕见。VHL 是一种常染色体显性遗传综合征，表现为多种良性和恶性肿瘤，大约每 36 000 人中就有 1 人存在可诊断为 VHL 的 *VHL* 基因致病性变异[1]。VHL 相关肿瘤包括大脑（小脑）和脊柱的血管母细胞瘤、视网膜母细胞瘤（视网膜血管瘤）、透明细胞肾细胞癌、嗜铬细胞瘤、中耳内淋巴囊肿瘤、胰腺浆液性囊腺瘤、神经内分泌肿瘤、附睾和阔韧带乳头状囊腺瘤。血管母细胞瘤是与 VHL 相关的最常见病变，影响 60% 至 84% 的患者，通常发生在小脑、脊髓或视网膜。VHL 相关血管母细胞瘤患者往往比散发性血管母细胞瘤患者年轻[2-3]。内淋巴囊肿瘤在 VHL 患者中发病率约为 15%。VHL 患者应每年检测是否有任何听觉或前庭症状，并进行常规听力学监测。可通过颅底计算机断层扫描（computed tomography, CT）或颞骨精细切割磁共振成像（magnetic resonance imaging, MRI）筛查任何听力测试异常的患者是否存在内淋巴囊肿瘤。与散发性相比，VHL 相关的内淋巴囊肿瘤并不增加复发的风险，但后者发病年龄更早，双侧发病更多[4]。治疗方式主要是手术；如果病灶可以完全切除，则手术可以治愈，立体定向放射外科可能对复发性疾病有作用。

（曹　铮）

参考文献

[1] SCHWEIZER L, THIERFELDER F, THOMAS C, et al. Molecular characterisation of sporadic endolymphatic sac tumours and comparison to von Hippel-Lindau disease-related tumours. Neuropathol Appl Neurobiol, 2021, 47(6): 756-767.

[2] MAHER E R, YATES J R, HARRIES R, et al. Clinical features and natural history of von Hippel-Lindau disease. Q J Med, 1990, 77(283): 1151-1163.

[3] WANEBO J E, LONSER R R, GLENN G M, et al. The natural history of hemangioblastomas of the central nervous system in patients with von Hippel-Lindau disease. J Neurosurg, 2003, 98(1): 82-94.

[4] LONSER R R, GLENN G M, WALTHER M, et al. von Hippel-Lindau disease. Lancet, 2003, 361(9374): 2059-2067.

病例 3

甲状腺乳头状癌 Warthin 瘤样亚型

一、临床资料

患者,男,57岁,舌根疼痛1年余。患者1年前无明显诱因出现舌根疼痛(2020年1月),计算机断层扫描(CT)显示甲状腺内多发稍低密度灶,大者约1.5cm×1.4cm,考虑为癌。外院给予中药对症治疗。

二、影像学检查

超声:甲状腺右叶上极见低回声结节,1.3cm×1.3cm,边界不清,形态不规则,内见强回声,未见明显的血流信号。

CT:口底部未见明确肿物,甲状腺内密度不均,可见多发稍低密度灶,边界欠清,大者约1.5cm×1.4cm,内见钙化灶,考虑为癌。

三、实验室检查

甲状腺功能:甲状腺过氧化物酶抗体(thyroid peroxidase antibody,TPO-Ab)121.3U/ml,升高(参考值<34.0U/ml);甲状腺球蛋白(thyroglobulin,TG)<0.04μg/L,下降(参考值3.5~77μg/L);甲状腺球蛋白抗体(thyroglobulin antibody,TGAb)718.6U/ml,升高(参考值<115.0U/ml)。

四、病理情况

1. **大体所见** 甲状腺组织一块,大小3cm×2cm×1.4cm,多切面切开;切面见一肿物,大小1.5cm×1.2cm×0.7cm,质硬,界限不清,紧邻被膜。周围甲状腺灰褐,质软。

2. **镜下表现** 低倍镜下,慢性淋巴细胞性甲状腺炎的背景下可见带有乳头状结构的有包膜肿物,部分区域囊性变,肿瘤细胞排列成乳头状,乳头中央有大量淋巴细胞浸润。高倍镜下,肿瘤细胞胞质嗜酸,细胞核具有乳头状癌核特征,瘤细胞核拥挤、核重叠,呈毛玻璃核,核膜不规则,可见核沟及核内包涵体(图3-1)。

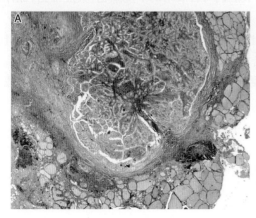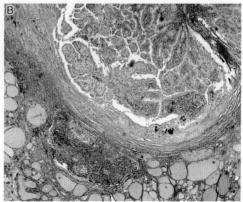

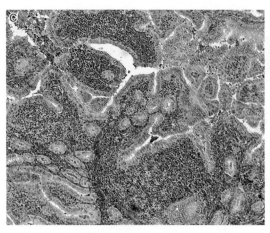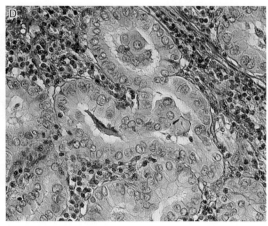

图 3-1　在慢性淋巴细胞性甲状腺炎的背景下可见带有乳头状结构的有包膜肿物,肿瘤细胞排列成乳头状,乳头中央有大量淋巴细胞浸润;肿瘤细胞胞质嗜酸,呈单层排列,细胞核具有乳头状癌核特征,呈毛玻璃核,核拥挤、核重叠,核膜不规则,并可见核沟(图 A~D 示 HE 染色,分别为 4×、10×、20×、40× 镜下不同形态)

五、诊断及鉴别诊断

1. **诊断思路**　本例患者主因舌根疼痛于 2020 年 1 月做颈部增强 CT 发现甲状腺内多发稍低密度灶,大者约 1.5cm×1.4cm,考虑为癌,外院给予中药对症治疗。颈部 CT 示:甲状腺内密度不均,可见多发稍低密度灶,边界欠清,大者约 1.5cm×1.4cm。该肿物在显微镜下表现:低倍镜下,可见带有乳头状结构的有包膜肿瘤,背景为慢性淋巴细胞性甲状腺炎,有不同程度的囊性变,乳头核心可见多量淋巴细胞浸润;高倍镜下,可见甲状腺乳头状癌的核特征,胞质嗜酸性。

2. **病理诊断**　(甲状腺右叶结节)甲状腺乳头状癌,Warthin 瘤样亚型,伴间质轻度纤维化及显著淋巴细胞浸润;直径 1.5cm,累及甲状腺被膜,未见明确脉管瘤栓及神经侵犯;周围甲状腺可见微小播散灶。pTNM:pT_{1b}。

3. **鉴别诊断**　主要包括沃辛瘤(Warthin 瘤)、Warthin 样黏液表皮样癌。

(1)Warthin 瘤:主要发生于腮腺及其周围淋巴结,极少数病例见于颌下腺,组织学形态具有代表性,以嗜酸性细胞上皮成分及淋巴间质为主,混有成熟滤泡。嗜酸性上皮通常具有双层,偶尔可见多层细胞,常向囊腔形成乳头状突起。囊腔内可含脱落的上皮细胞、炎症细胞、晶体样结构或淀粉沉淀物(图 3-2)。

(2)Warthin 样黏液表皮样癌:是唾液腺恶性肿瘤黏液表皮样癌的亚型,多表现为囊实性,瘤细胞由中间细胞、表皮样细胞和黏液细胞组成。肿瘤细胞呈囊状、乳头状或实性结节分布,周围淋巴细胞浸润伴淋巴滤泡形成,部分囊腔被覆双侧扁平上皮,部分区域上皮增生为多层或实性结节(图 3-3)。

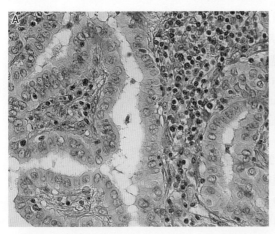
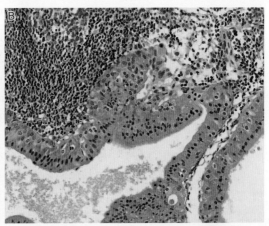

图 3-2　图 A 示甲状腺乳头状癌，Warthin 瘤样亚型，肿瘤细胞胞质嗜酸性，呈单层排列，瘤细胞呈毛玻璃核，核拥挤、核重叠，核膜不规则，并可见核沟；图 B 示 Warthin 瘤，以嗜酸性细胞上皮成分及淋巴间质为主，嗜酸性上皮常具有双层，偶可见多层细胞，细胞无异型性（图 A、B 示 HE 染色，40× 镜下两种肿瘤的不同形态）

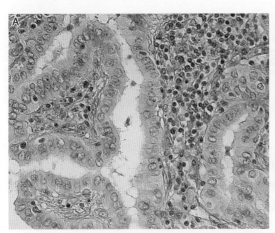
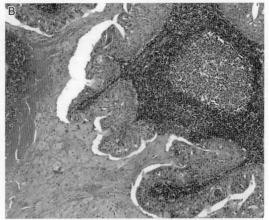

图 3-3　图 A 示甲状腺乳头状癌，Warthin 瘤样亚型，肿瘤细胞胞质嗜酸性，呈单层排列，瘤细胞呈毛玻璃核，核拥挤、核重叠，核膜不规则，并可见核沟；图 B 示 Warthin 样黏液表皮样癌的瘤细胞由中间细胞、表皮样细胞和黏液细胞组成，周围淋巴细胞浸润伴淋巴滤泡形成，部分区域上皮增生呈多层（HE 染色，图 A 为 40× 镜下，图 B 为 20× 镜下）

六、最新进展及小结

　　Warthin 瘤样亚型是 2017 版世界卫生组织（World Health Organization，WHO）分类中的新增亚型。与甲状腺乳头状癌经典型相比，Warthin 瘤样亚型常伴有淋巴细胞性甲状腺炎，常存在 BRAF 突变，但突变率低于经典型。这也提示甲状腺乳头状癌 Warthin 瘤样亚型预后优于经典型[1-2]。

　　2022 版 WHO 甲状腺肿瘤较 2017 版又有了新的变化。首先对甲状腺良性肿瘤进行了更新，将结节性甲状腺肿更名为甲状腺滤泡性结节性病变，增加了滤泡性腺瘤伴乳头状结构和甲状腺嗜酸细胞腺瘤的诊断，废除了以前常见的诊断用语包括"增生""腺瘤样"和"腺瘤状"；将 2017版的交界性肿瘤变更为低风险肿瘤，低风险肿瘤是指形态和临床上介于良性和恶性肿瘤之间的交界性肿瘤，同时具有极低的转移风险，包括透明变梁状肿瘤（hyalinizing trabecular tumor，HTT）、具有乳头状核特征的非侵袭性滤泡性甲状腺肿瘤（non-invasive follicular thyroid neoplasm with papillary-like nuclear features，NIFTP）和恶性潜能未定的甲状腺肿瘤［恶性潜能未定的滤泡性肿瘤（follicular tumor of uncertain malignant potential，FT-UMP）/恶性潜能未定的高分化肿瘤（well differentiated tumor of uncertain malignant potential，WDT-UMP）］三类；根据核分裂数≥5/2mm² 和有无肿瘤坏死，对甲状腺滤泡性肿瘤进行分级；对部分乳头状癌亚型的诊断进行了调整。

在 2022 版 WHO 分类中甲状腺乳头状癌的变化如下所示。

1. 对亚型筛状 - 桑葚状甲状腺癌的变动 该类型肿瘤几乎全部发生在女性，镜下表现为具有筛状生长方式和桑葚状结构。2017 版 WHO 分类认为其是甲状腺乳头状癌的一种亚型，在 2022 版 WHO 分类中更新为属于组织来源未定的甲状腺癌。因为该类肿瘤细胞可见透明核，与典型的乳头状癌不同，同时该类肿瘤的分子特征不同于滤泡细胞源性甲状腺癌。该类肿瘤不显示 MAPK 途径突变（如 BRAF 和 RAS 突变）或 PIK3CA 突变；而几乎所有筛状 - 桑葚状甲状腺癌都具有 Wnt/β-catenin 途径的遗传改变。在免疫组化方面，肿瘤细胞及桑葚体均显示 β-catenin 强表达于细胞核和细胞质，缺乏 PAX8 和甲状腺球蛋白（thyroglobulin，TG）表达；而 TTF-1 和 ER 仅表达于肿瘤细胞，桑葚体不表达（表 3-1）[3-4]。

表 3-1 亚型筛状 - 桑葚状甲状腺癌的免疫组化表达特点

项目	β-catenin	PAX8	TG	TTF-1	ER
肿瘤细胞	+	−	−	+	+
桑葚体	+	−	−	−	−

2. 对滤泡亚型的变动 根据分子发生机制不同，2022 版 WHO 分类将 2017 版中浸润性包裹性滤泡亚型乳头状癌单独列为甲状腺癌的特殊类型，分为浸润性和包裹性两型。

（1）浸润性：镜下表现为除乳头外的经典型甲状腺乳头状癌（papillary carcinoma of the thyroid，PTC）所有特征，具有明显的核异型性、砂粒体和纤维间质，侵袭性生长并经常表现出周围神经和脉管浸润。该型属于 BRAF 样肿瘤。

（2）包裹性：镜下特点为肿瘤呈膨胀性生长，为具有明确边界的病变，可能会引起纤维反应形成肿瘤包膜，肿瘤细胞局部可侵入包膜；如果没有形成包膜，肿瘤细胞会侵及周围邻近组织。该型属于 RAS 样肿瘤，临床表现更惰性[1-2]。

3. 对高细胞亚型诊断标准的调整 甲状腺乳头状癌高细胞亚型镜下表现为：具有 PTC 的核特征，肿瘤性滤泡和乳头紧密排列呈轨道征，坏死多见，胞质呈明显嗜酸性；高细胞占乳头状癌的比例≥30%；高细胞高度与宽度的比例，2017 版为 2～3 倍，2022 版调整为至少 3 倍。分子改变包括 BRAF（V600E）突变，高细胞亚型的攻击行为归因于这些突变。与该型相关的其他突变包括 1 号染色体和 p53 基因杂合性的丧失，以及 RET/PTC3 重排和 RAS 突变。

甲状腺乳头状癌一般预后较好。提示预后较差的因素包括诊断时年龄较大、男性、肿瘤较大及甲状腺以外生长。但高细胞型、柱状细胞型、靴钉样型、弥漫硬化型、实体型这五型甲状腺乳头状癌有较高的侵袭性、较差的预后。对预后无影响的亚型包括嗜酸细胞型 PTC、Warthin 瘤样亚型和罕见的透明细胞亚型。

（王旭萍）

参考文献

［1］Cancer Genome Atlas Research Network. Integrated genomic characterization of papillary thyroid carcinoma. Cell, 2014, 159（3）: 676-690.

［2］Endocrine and neuroendocrine tumours. Lyon: International Agency for Research on Cancer, 2022.

［3］CAMESELLE-TEIJEIRO J M, PETEIRO-GONZÁLEZ D, CANEIRO-GÓMEZ J, et al. Cribriform-morular variant of thyroid carcinoma: a neoplasm with distinctive phenotype associated with the activation of the WNT/β-catenin pathway. Mod Pathol, 2018, 31（8）: 1168-1179.

［4］BOYRAZ B, SADOW P M, ASA S L, et al. Cribriform-morular thyroid carcinoma is a distinct thyroid malignancy of uncertain cytogenesis. Endocr Pathol, 2021, 32（3）: 327-335.

病例 4

肺腺癌合并原发淋巴瘤

一、临床资料

患者，女，67岁，主因"体格检查发现双肺多发结节半年余"入院。入院诊断：肺结节，病变原因待查。家族史：患者姐姐患肺癌，弟弟患膀胱癌。

二、影像学检查

胸部增强 CT 显示：右肺中叶不规则小结节影，大小约 1.2cm×1.1cm（图 4-1A），边界显示模糊，周围可见毛刺影，局部牵拉邻近右肺水平裂胸膜，影像学检查考虑为恶性；另于右肺中叶肺组织边缘胸膜下见一片状结节影，最大径约 2.1cm（图 4-1B）。

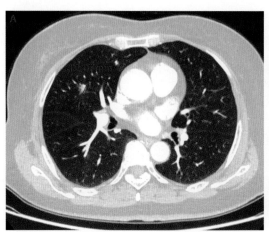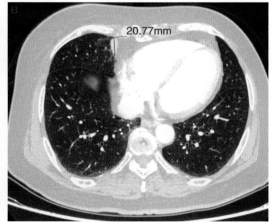

图 4-1　图 A 示右肺中叶可见不规则结节影，最大径约 12.07mm；图 B 示右肺中叶周边部可见片状结节影，最大径约 20.77mm

三、病理情况

1. **大体所见**　肺叶切除标本，大小 9cm×6cm×4cm，局部临床已剖开，切口下方可见一肿物，大小 1.1cm×0.8cm×0.5cm，切面灰白、实性、质硬、界欠清；多切面切开周围肺组织，周围肺组织内局灶灰白、质稍韧，范围 2.1cm×0.5cm×0.5cm。

2. **镜下表现**　主体肿物区域表现为纤维间质中可见异型性明显的腺体，呈浸润性生长，边界不规则；细胞异型性较明显，核仁突出，可以见到核分裂象（图 4-2A）。周围肺局灶灰白质韧区可以见到小 - 中等淋巴样细胞弥漫分布，细胞轻度异型，细胞核不规则（图 4-2B～D），可以见到反应性滤泡（图 4-2E），局部区域出现淋巴上皮病变（图 4-2F）。

3. **左肺中叶周围质韧区免疫组织化学染色**　B 细胞标志，如 CD20、CD79a 阳性表达（图

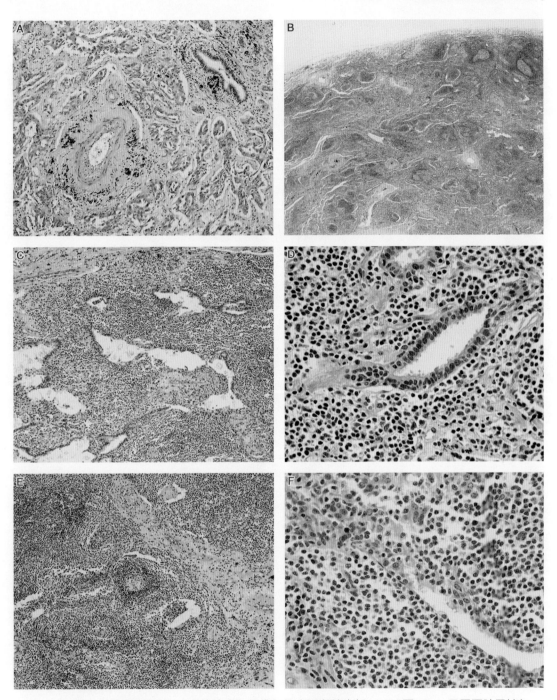

图 4-2　图 A 示肺腺癌区域，明显的腺癌在纤维组织内浸润性生长，×40；图 B～D 示周围肺局灶灰白质韧区可以见到小至中等大小淋巴样细胞弥漫分布，细胞轻度异型，细胞核不规则（B×6，C×40，D×100）；图 E 示可以见到反应性淋巴滤泡形成，×40；图 F 示淋巴上皮病变（×100）

4-3A）；T 细胞标志，如 CD3、CD5 等均阴性（图 4-3B）；CD10、BCL6、CD21、CD23 显示反应性淋巴滤泡中生发中心阳性（图 4-3C～D）；BCL2 显示弥漫阳性（图 4-3E）；Ki-67 显示低表达（图 4-3F）。

　　4. 左肺中叶周围质韧区荧光原位杂交检测及基因重排检测　FISH 检测结果显示 *MALT1*（18q21）基因异位，基因重排检测显示 B 细胞受体克隆性重排。

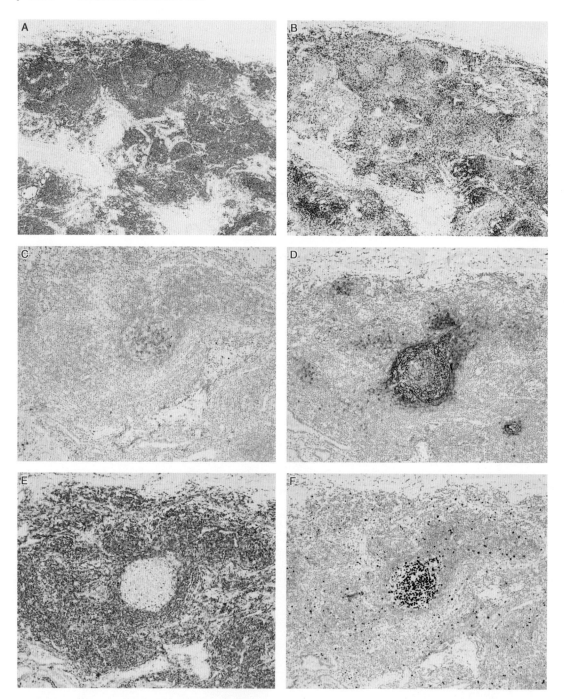

图 4-3　图 A~F 分别显示免疫组织化学染色 CD20、CD3、CD10、CD23、BCL2 及 Ki-67 的表达情况（A、B×40，C~F×100）

四、诊断思路

本例诊断为同时发生的肺腺癌及黏膜相关淋巴组织（mucosal-associated lymphoid tissue，MALT）结外边缘区淋巴瘤。诊断肺腺癌比较容易，难点是对于周围肺的正确评价。先入为主的思维容易将 MALT 结外边缘区淋巴瘤误诊为肺的炎症。发生于肺的 MALT 结外边缘区淋巴瘤大多数位于肺外周，从孤立性结节到弥漫性病变，切面黄色至奶油色，细腻，质软。病变由小淋巴细胞围绕反应性滤泡弥漫性浸润，CD21 可显示滤泡植入现象，肿瘤细胞由小淋巴细胞、浆细胞样淋巴细胞、中心细胞样细胞、单核样 B 细胞构成。支气管、细支气管及肺泡上皮的浸润（淋巴上皮病变）表现为肿瘤细胞侵犯正常的支气管及肺泡上皮。另外，除了这些形态学提示外，免疫组化及基因检测都有很好的辅助诊断作用[1-2]。

五、诊断及鉴别诊断要点

肺原发 MALT 结外边缘区淋巴瘤的鉴别诊断主要是与肺的各种炎性疾病进行鉴别。

1. **淋巴细胞性间质性肺炎** 是以肺内弥漫多量淋巴细胞浸润为主要病变的间质性肺炎，由多种炎症细胞包括淋巴细胞、浆细胞及组织细胞构成，同时，淋巴上皮病变不明显。当伴有显著纤维组织增生时需要考虑非特异性间质性肺炎（nonspecific interstitial pneumonia, NSIP）/ 纤维化，可能是 MALT 结外边缘区淋巴瘤的前驱病变[1]。

2. **滤泡性细支气管炎** 是一种支气管相关淋巴组织增生性病变。其病变特征是当细支气管周围淋巴组织受到刺激时，细支气管周围淋巴滤泡多克隆增生，大体切面可见许多微小结节，直径 1～2mm，分布在小气道周围；镜下表现为围绕细支气管壁的淋巴细胞聚集，包括淋巴细胞、浆细胞及淋巴滤泡的形成[1]。

3. **机化性肺炎** 常发生在非肿瘤性疾病及肿瘤病变的周围肺组织，肺结构大致正常；肺泡间隔有不同程度的炎症细胞浸润、Ⅱ型肺泡上皮增生增宽、纤维组织增生，纤维组织由层状排列的成纤维细胞、炎症细胞（淋巴细胞、巨噬细胞、浆细胞及中性粒细胞）及黏液基质（Masson 染色可显示增生的纤维组织，形成马松小体）构成[1]。

六、最新进展及小结

肺原发的 MALT 结外边缘区淋巴瘤很少见，占所有肺恶性肿瘤的 0.5%，一般是发生于双侧肺叶且多发的一种惰性肿瘤，通常不需要额外治疗，定期随访即可。如果是仅有肺原发 MALT 结外边缘区淋巴瘤，预后好，5 年的总生存率约为 90%，肺外及淋巴结受累后预后不良。对于其发生机制，现尚不清楚，有学者提出与感染、免疫异常及基因异常（*API2-MALT1* 融合基因）相关[2-4]。本例给我们最重要的提示是大体取材时，需要充分结合影像学检查，仔细寻找磨玻璃样病变，不要因为有明显的癌性肿块就忽视了对周围肺的剖检。在诊断时，切勿先入为主，对于伴有大量淋巴细胞浸润的病变，要判断淋巴细胞有无分化成熟、细胞复杂程度、滤泡结构、生发中心极向；对于有疑问的病例，须行免疫组化检查，必要时加做基因重排检测才能正确诊断。

（冯小龙）

参考文献

[1] 王恩华, 张杰. 临床病理诊断与鉴别诊断: 气管、肺、胸膜及纵隔疾病. 北京: 人民卫生出版社, 2018.

[2] DING X, MAKINO T, KOEZUKA S, et al. Primary extranodal marginal zone lymphoma of mucosa-associated lymphoid tissue with multiple pure ground-glass opacities: a case report. J Cardiothorac Surg, 2017, 12（1）: 2.

[3] JUNG C Y, KWON K Y. A case of synchronous lung adenocarcinoma and extranodal marginal zone b-cell lymphoma of mucosa-associated lymphoid tissue（MALT）type.Tuberc Respir Dis（Seoul）, 2012, 73（1）: 61-66.

[4] CHANEL S, BURKE L, FICHE M, et al. Synchronous pulmonary adenocarcinoma and extranodal marginal zone/low-grade B-cell lymphoma of MALT type.Hum Pathol, 2001, 32（1）: 129-132.

病例 5

胸部 SMARCA4 缺陷型未分化肿瘤

一、临床资料

患者，男，57岁。2020年3月以咳嗽为首发症状，咳少量白色黏痰，无发热、呼吸困难，无胸痛、胸闷，无痰中带血，于当地医院行抗感染治疗后无好转，胸部 CT 检查示：右肺占位，同时纵隔多发淋巴结肿大。行右肺病变穿刺活检，报告为：（右肺）恶性肿瘤，结合组化结果考虑神经内分泌癌（G3），不除外腺癌可能。行白蛋白紫杉醇联合卡铂化疗5周期后，2020年8月复查胸部CT 示：右肺病变及纵隔肿大淋巴结较前略有缩小，但变化不显著；同时患者右肺斜裂胸膜出现了新发结节。此外，患者还出现了腹壁转移及化疗后的骨髓抑制。再次行肺穿刺活检，报告为：（右肺）高级别恶性肿瘤，不除外滑膜肉瘤，建议做基因检测。当地医院建议提请上级医院会诊。

二、影像学检查

化疗后胸部 CT 显示相较于初诊时右肺病变及纵隔7区淋巴结略减小，见图5-1。

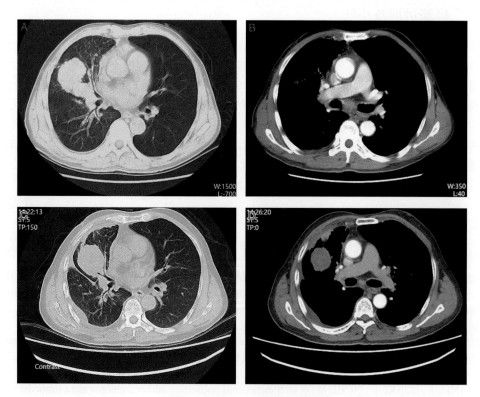

图5-1　初诊及化疗后CT图像

A.初诊肺窗示右肺占位；B.初诊纵隔窗示纵隔7区淋巴结肿大；C.化疗后肺窗示右肺占位略减小；D.化疗后纵隔窗示纵隔7区肿大淋巴结减小。

三、实验室检查

初诊：糖类抗原 125（carbohydrate antigen 125，CA125）292.90U/ml（参考区间：0～24U/ml）；细胞角蛋白 19 片段（CYFRA21-1）14.21μg/L（参考区间：0～3.3μg/L）；癌胚抗原（carcinoembryonic antigen，CEA）2.64μg/L（参考区间：0～5μg/L）；鳞状细胞癌抗原（squamous cell carcinoma antigen，SCCA）0.56μg/L（参考区间：0～2.7μg/L）；神经元特异性烯醇化酶（neuron specific enolase，NSE）15.33μg/L（参考区间：0～16.3μg/L）；血清促胃液素释放肽前体（pro-gastrin releasing peptide，ProGRP）34.82ng/L（参考区间：0～69.2ng/L）。

5 周期化疗后，CA125（125.50U/ml）及 CYFRA21-1（3.32μg/L）下降。

四、病理情况

1. **大体所见**　灰白组织 3 条，长 0.8～1.0cm，直径 0.1cm。

2. **镜下表现**　肿瘤呈实性巢片状排列，伴坏死及钙化；肿瘤细胞呈卵圆形、边界不清，核大而较规则，圆形，部分染色质呈空泡状，可见突出的中位核仁，核分裂象易见（图 5-2）。

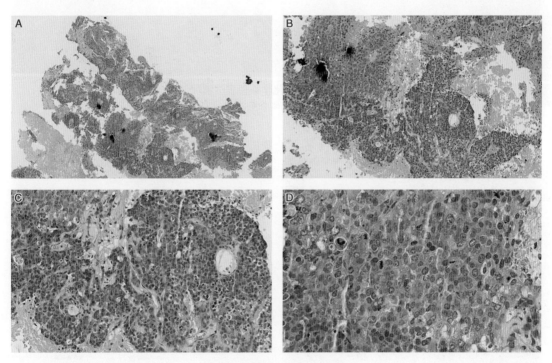

图 5-2　病理镜下形态学观察

图 A～D 示苏木精 - 伊红染色（hematoxylin and eosin staining，HE 染色），分别显示 4×、10×、20×、40× 镜下不同的形态。

3. **免疫组织化学染色**　①原医院 IHC 项目：TTF-1、SMA、Syn 部分呈阳性，CD99、vimentin、EMA 局部呈阳性，Ki-67 增殖指数约 60% 阳性；阴性的标志物有广谱 CK、CK5/6、p40、Napsin A、CgA、CD56、CD34、STAT6、desmin、WT1、D2-40、CR、calponin、CK19、HMB45、LCA、CD5（图 5-3、图 5-4）。②加染 IHC 项目：SALL4 弥漫强阳性，p53 约 95% 阳性，CD34、BRG1 及 CK7 表达阴性（图 5-5）。

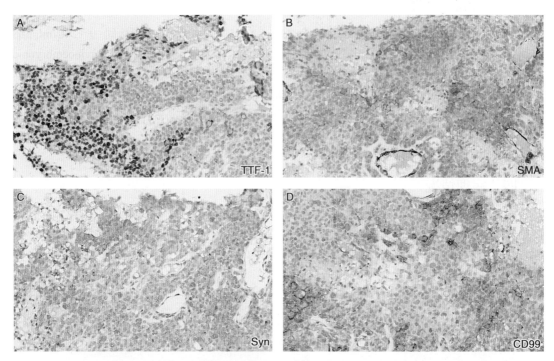

图 5-3　肿瘤免疫组织化学染色表达情况(20×)

图 A～D 示 TTF-1、SMA、Syn 部分呈阳性,CD99 局部呈阳性。

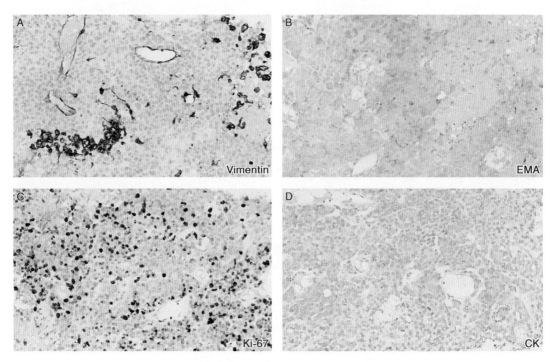

图 5-4　肿瘤免疫组织化学染色表达情况(20×)

图 A～D 示 vimentin、EMA 局部呈阳性,Ki-67 增殖指数约 60% 阳性,广谱 CK 阴性。

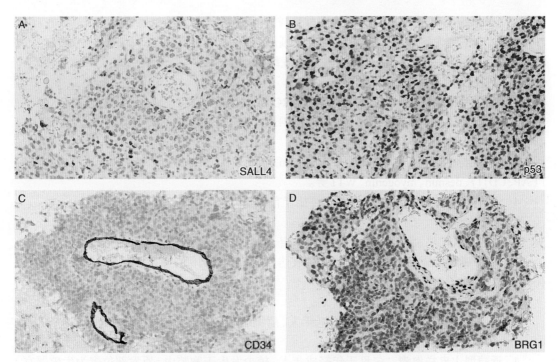

图 5-5   肿瘤加染免疫组织化学染色表达情况（20×）

图 A～D 示 SALL4 弥漫强阳性，p53 约 95% 阳性，CD34 和 BRG1 表达阴性。

4. **分子检测结果**   显示 *SMARCA4* 基因第 15 号外显子突变（c.2242C＞T，p.L748F）（87.9%）；未显示 *EGFR*、*KRAS*、*BRAF*、*HER2*、*CMET* 基因突变；未显示 *ALK*、*ROS1*、*RET*、*NTRK* 基因易位；未显示 *CMET* 基因扩增。

五、诊断思路

本例患者为中老年男性，病变发生在肺，病情进展迅速；镜下肿瘤呈实性巢片状排列，伴坏死及钙化；肿瘤细胞呈卵圆形、边界不清，核大而较规则，圆形，部分染色质呈空泡状，可见突出的中位核仁，核分裂象易见；免疫组化显示 SALL4、p53 弥漫强阳性，TTF-1、SMA、Syn 部分呈阳性，CD99、vimentin、EMA 局部呈阳性，广谱 CK 阴性，Ki-67 增殖指数约 60% 阳性；BRG1 表达缺失同时分子检测显示 *SMARCA4* 基因突变。综合患者性别、年龄、发生部位、病情进展速度、镜下形态、免疫组化及分子检测结果，符合胸部 SMARCA4 缺陷型未分化肿瘤。

六、治疗及随访情况

患者确诊后未再行治疗，后出现咯血，于 2020 年 10 月去世。

七、诊断及鉴别诊断要点

（一）诊断要点

1. **临床**   常见于青年至中年人，中位发病年龄 48 岁（27～90 岁），以男性为主；常见发生部位包括纵隔、肺门、肺、胸膜，有或无胸壁侵犯。

2. **镜下**

（1）瘤细胞黏附性较差，呈实性片状或不规则巢状生长，浸润周围组织，常伴有大片的地图状坏死。

（2）瘤细胞呈卵圆形或多角形，为嗜酸性或透明细胞质，常见横纹肌样细胞（核偏位，嗜酸性细胞质，瘤细胞失黏附性）；核大而较规则，圆形，染色质呈空泡状，可见突出的中位核仁；凋亡小体和核分裂象活跃，背景中仅可见少量炎症细胞浸润。

3. 免疫组织化学

（1）特征性的标志物：SMARCA4 和 SMARCA2 表达降低或完全缺失；弥漫表达 SOX2。

（2）阳性标志物：CK 或 EMA 阴性或局灶阳性，60% 弥漫表达 CD34，1/3 局灶表达 SALL4 和 CD99；INI1 阳性表达。

（3）阴性标志物：通常不表达 claudin-4、p63/p40、CK5/6、TTF-1、NUT、Syn、CgA、CD56、PLAP、CD117、desmin、myogenin、WT1 等。

4. 分子标记　*SMARCA4* 基因突变；可能伴有 *SMARCA2* 和 / 或 *p53* 基因共突变。

（二）鉴别诊断

主要包括 NUT 癌、胸腺癌、胸膜恶性间皮瘤、肉瘤及 SMARCA4 缺陷型肺癌等。

1. NUT 癌　特征性出现灶状角化；核表达 NUT，多数病例存在广谱 CK、p40/p63、CD34 阳性。

2. 胸腺癌　CD5、CD117 阳性。

3. 胸膜恶性间皮瘤　较多见于中老年人，瘤细胞呈上皮样，间皮特异性标志物（WT1 和 calretinin）几乎均为阳性。

4. 近端型上皮样肉瘤　多见于年轻成年人，较少发生于胸腔内，原发部位多为生殖器官 / 腹股沟区、四肢末端、躯干及头颈部；SMARCB1（INI1）表达缺失，无 SMARCA4（BRG1）缺失，多弥漫表达 CK、CD34，SOX2 多为阴性。

5. 上皮样血管肉瘤　患者多为老年人，多发生于上、下肢深部软组织（以大腿、臀部为多）；血管源性标志物（ERG、Fli-1、CD31）阳性，可表达 CK、CD34，不存在 SMARCB1 及 SMARCA4 缺失突变。

6. 横纹肌肉瘤　患者多为婴儿及儿童，成人少见，具有典型横纹肌样形态学特征，肌源性标志物（desmin、myogenin、MyoD1）阳性。

7. SMARCA4 缺陷型肺癌　患者多为中老年吸烟男性，广谱 CK 常为弥漫阳性，claudin-4 几乎均为阳性，SOX2 多为阴性。

八、最新进展及小结

2015 年法国学者在探索未分类肉瘤新融合或突变时发现了一类罕见的高度恶性 SMARCA4 缺失的原发性胸部肉瘤[1]。后续研究对这类肿瘤的临床病理特征进行了探究，确认该类肿瘤为一独立实体——SMARCA4 缺陷型胸部肉瘤[2-4]。2021 版 WHO 胸部肿瘤分类中正式增加了这一肿瘤类型，并将其命名为胸部 SMARCA4 缺陷型未分化肿瘤[5]，不推荐使用 "SMARCA4 缺陷型胸部肉瘤"。该肿瘤侵袭性强，预后差，中位生存期为 4～7 个月，常规化疗效果不佳，EZH2 抑制剂和 / 或免疫检查点抑制剂治疗可能有治疗前景，但目前证据尚不充分。

对于发生在胸部的进展速度很快的肿瘤需要考虑到此肿瘤，确诊须综合临床、镜下形态、免疫组化和分子检测。需要强调的是，基因检测可以确认 *SMARCA4* 突变的存在，但对诊断并不是必需的，因为免疫组化在大多数病例中显示 SMARCA4 完全缺失足以证明 SMARCA4 缺陷。

（袁　培）

参考文献

[1] LE LOARER F, WATSON S, PIERRON G, et al. SMARCA4 inactivation defines a group of undifferentiated thoracic malignancies transcriptionally related to BAF-deficient sarcomas. Nat Genet, 2015, 47(10): 1200-1205.

[2] YOSHIDA A, KOBAYASHI E, KUBO T, et al. Clinicopathological and molecular characterization of SMARCA4-deficient thoracic sarcomas with comparison to potentially related entities. Mod Pathol, 2017, 30(6): 797-809.

[3] SAUTER J L, GRAHAM R P, LARSEN B T, et al. SMARCA4-deficient thoracic sarcoma: a distinctive clinicopathological entity with undifferentiated rhabdoid morphology and aggressive behavior. Mod Pathol, 2017, 30(10): 1422-1432.

[4] PERRET R, CHALABREYSSE L, WATSON S, et al. SMARCA4-deficient thoracic sarcomas: clinicopathologic study of 30 cases with an emphasis on their nosology and differential diagnoses. Am J Surg Pathol, 2019, 43(4): 455-465.

[5] WHO Classification of Tumours Editorial Board. Thoracic tumours. Lyon (France): International Agency for Research on Cancer, 2021. (WHO classification of tumours series, 5th ed.; vol.5). https: //publications. iarc.fr/595.

病例 6

阑尾杯状细胞腺癌

一、临床资料

患者，女，61岁，以"急性阑尾炎"入院，行阑尾切除术。

二、病理情况

1. **大体所见** 阑尾增粗，管腔闭塞，切面灰白质硬。

2. **镜下表现** 阑尾黏膜腺体正常，可见肿瘤细胞围绕阑尾壁全层及全周浸润性生长。少部分肿瘤细胞排列成小管状或簇状结构，主要由杯状细胞样的黏液细胞构成，细胞异型性小，核分裂象罕见，无促结缔组织增生的间质反应，没有破坏阑尾黏膜腺体（图6-1A～C）。部分区域有单个或条索状排列的黏液细胞在间质中浸润性生长（图6-1D）；大部分区域肿瘤呈单个或腺样结构，细胞异型性明显，核分裂象较多，伴有周围促结缔组织增生的间质反应，即典型的腺癌结构（图6-1E、F）。

3. **免疫组织化学染色** 低级别和高级别腺癌细胞同时不同程度表达CK7、CK20、CDX2、SATB2（图6-2）及神经内分泌标记CgA、Syn（图6-3）；Ki-67增殖指数较高，密集区约50%；S-100、CD56阴性。

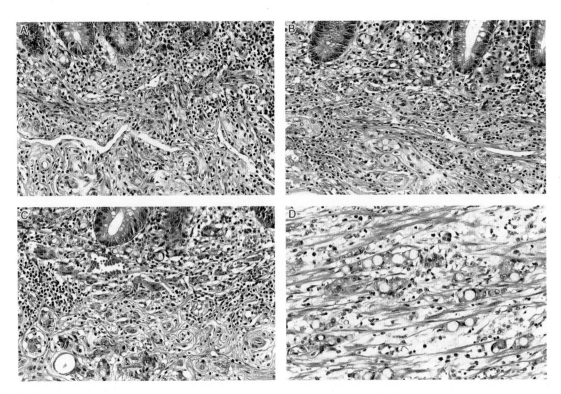

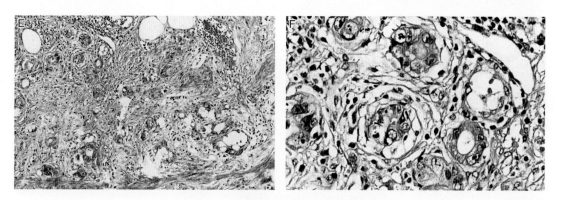

图6-1　肿瘤由不同的形态成分组成

图A～C示少部分为低级别腺癌形态,肿瘤细胞异型性小,核分裂象罕见;图D～F示部分区域有单个的黏液细胞在间质中浸润性生长,部分肿瘤呈腺样结构,细胞异型性明显,核分裂象较多,伴有周围促结缔组织增生的间质反应,即高级别腺癌成分(图A～D示HE 200×;图E示HE 100×;图F示HE 400×)。

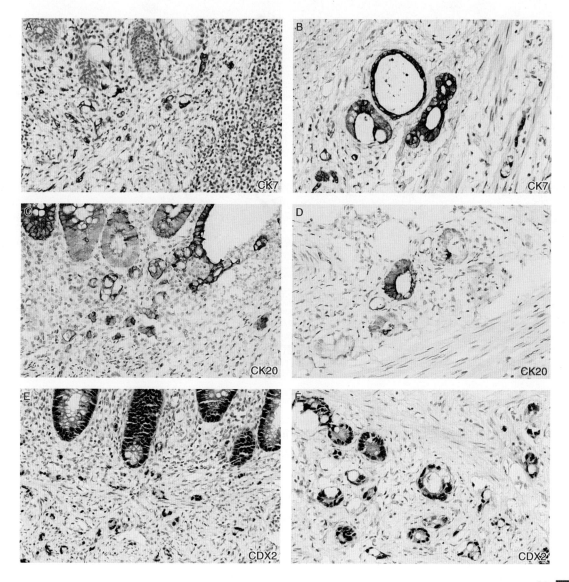

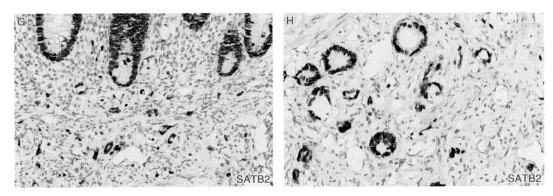

图6-2　图 A～H 示低级别（左侧）及高级别腺癌（右侧）区域 CK7、CK20、CDX2、SATB2 均呈不同程度阳性表达（DAB，200×）

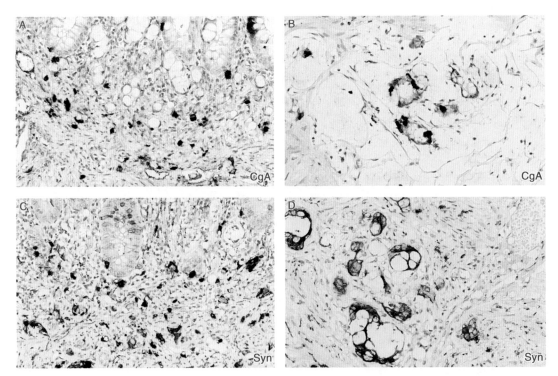

图6-3　图 A～D 示低级别（左侧）及高级别腺癌（右侧）区域 CgA 和 Syn 均呈不同程度阳性表达（DAB，200×）

三、诊断思路

本例患者以"急性阑尾炎"入院。显微镜下可见肿瘤细胞围绕阑尾壁全层及全周生长，可见低级别和高级别腺癌成分，肿瘤细胞以杯状细胞样黏液细胞为主；免疫组化显示低级别及高级别成分均不同程度表达 CK7、CK20、CDX2、SATB2、CgA、Syn 等腺癌及神经内分泌标志物。大部分区域 Ki-67 增殖指数较高，密集区约 50%，提示以高级别腺癌成分为主。依据 2019 版 WHO 消化系统肿瘤分类，本例可诊断为阑尾杯状细胞腺癌（G3）。

四、诊断及鉴别诊断要点

（一）诊断要点

研究发现，杯状细胞类癌和发生于杯状细胞类癌的腺癌具有相同的突变位点，不同于神经内分泌肿瘤或结肠腺癌。因此阑尾杯状细胞腺癌作为一种独立的实体被提出，并且普遍认为它来源于小肠隐窝底部的多潜能干细胞，既可向杯状细胞分化又可向神经内分泌细胞分化。2019版 WHO 消化系统肿瘤分类将阑尾杯状细胞类癌（globlet cell carcinoid, GCC）命名为阑尾杯状细胞腺癌（globlet cell adenocarcinoma, GCA）[1-2]。

阑尾杯状细胞腺癌是一种双相分化的肿瘤，是由杯状黏液细胞及数量不等的内分泌细胞和帕内特细胞组成，通常排列成类似于小肠隐窝的小管，ICD-0 编码 8243/3，最常累及阑尾末端。临床上，阑尾杯状细胞腺癌通常表现为阑尾炎或非特异性腹痛症状，但也可在因其他问题而切除的阑尾中偶然发现，可以以腹部包块的形式出现，特别是在出现卵巢转移的女性患者中。

阑尾杯状细胞腺癌的预后取决于肿瘤的分级和分期。阑尾杯状细胞腺癌采用三级分级系统进行分级（表 6-1）。低级别杯状细胞腺癌诊断要点：①小管状杯状黏液细胞、内分泌细胞和具有颗粒状嗜酸性细胞质的帕内特细胞；②轻度核异型，少见核分裂象；③也可见小管融合和小簇状具有黏附性的杯状细胞；④细胞外黏液（可能丰富）；⑤肿瘤细胞环周累及阑尾壁，无间质反应。高级别杯状细胞腺癌诊断要点：①肿瘤细胞浸润为单个黏液细胞或非黏液细胞；②复杂的融合管、筛状、片状，以及多量杯状或印戒细胞的聚集；③具有高级别细胞学特征，存在大量非典型核分裂象和坏死；④某些病例中可见普通腺癌成分；⑤可见促结缔组织增生性间质反应[3-6]。归类为杯状细胞腺癌的条件：肿瘤必须至少表现出经典的低级别杯状细胞腺癌的组成结构。根据 AJCC 第 8 版分期方案及 2019 版 WHO 消化系统肿瘤分类，阑尾杯状细胞腺癌采用阑尾腺癌分期系统进行分期，而不是按照神经内分泌肿瘤执行；因此其 pT 分期是按照肿瘤浸润的层次划分，而不是肿瘤的大小，因为目前研究发现阑尾杯状细胞腺癌的生物学行为表现比神经内分泌肿瘤的侵袭性更强，更接近腺癌[7-10]。

表 6-1　阑尾杯状细胞腺癌组织学分级表

分级	管状或成簇生长（低级别模式）	无管状或成簇生长（任何高级别生长模式组合）
G1	>75%	<25%
G2	50%～75%	25%～50%
G3	<50%	>50%

（二）鉴别诊断

1. 混合性神经内分泌-非神经内分泌肿瘤　形态学上存在可识别的神经内分泌细胞和其他上皮性肿瘤两种成分的恶性肿瘤，两种成分中的任何一种至少占 30%。在杯状细胞腺癌背景下建议避免使用此术语。

2. 印戒细胞癌　广泛分布（>50%）的印戒细胞紊乱生长，具有高度的细胞学特征；同一病变内没有可辨别的低级别杯状细胞腺癌。

3. 黏液腺癌　细胞异型性更明显，常累及并破坏黏膜，不表达神经内分泌标志物。

五、治疗及随访情况

目前建议按照经典的阑尾腺癌来处理阑尾杯状细胞腺癌患者。关于阑尾杯状细胞腺癌的治疗，目前的研究存在一定争议，部分研究提出肿瘤仅局限于阑尾且盲肠无受累，并且为低级别时，行单纯的阑尾切除术即可；但有研究建议对于所有的阑尾杯状细胞腺癌患者均应进行右半结肠切除术，以确保无残余病变，并准确分期。由于女性患者常见卵巢转移，因此有研究建议对绝经后女性进行预防性卵巢切除术，进展期患者还应进行辅助化疗。治疗混合复发和完全是腺癌的肿瘤复发患者与治疗晚期阑尾腺癌的方式相同。本例患者补充行右半结肠切除术，未发现肿瘤残存及转移。

六、小结

阑尾杯状细胞腺癌是一种少见的肿瘤，临床症状表现不一，生物学行为可从惰性到高度侵袭性；一般而言，预后比 NET 差，但比阑尾腺癌好，可出现复发及转移，预后取决于肿瘤的分级和分期。尽管在临床上少见，但由于其独特的临床病理特征，临床和病理科医生需要提高对该肿瘤的认识，以免漏诊和误诊的发生。

（戴洪甜）

参考文献

［1］YOZU M, JOHNCILLA M E, SRIVASTAVA A, et al. Histologic and outcome study supports reclassifying appendiceal goblet cell carcinoids as goblet cell adenocarcinomas, and grading and staging similarly to colonic adenocarcinomas. Am J Surg Pathol, 2018, 42(7): 898-910.

［2］JOHNCILLA M, STACHLER M, MISDRAJI J, et al. Mutational landscape of goblet cell carcinoids and adenocarcinoma ex goblet cell carcinoids of the appendix is distinct from typical carcinoids and colorectal adenocarcinomas. Mod Pathol, 2018, 31(6): 989-996.

［3］张继新, 王惠, 巴晓军, 等. 阑尾杯状细胞腺癌临床病理学观察. 中华病理学杂志, 2021, 50(1): 21-25.

［4］唐梅, 彭博, 吴正均. 阑尾杯状细胞腺癌 20 例临床病理分析. 诊断病理学杂志, 2020, 27(7): 21-25.

［5］KANTHAN R, SAXENA A, KANTHAN S C, et al. Goblet cell carcinoids of the appendix: immun-ophenotype and ultrastructural study. Arch Pathol Lab Med, 2001, 125(3): 386-390.

［6］SINNO S A J, JURDI N M H. Goblet cell tumors of the appendix: a review. Ann Diagn Pathol, 2019, 43: 151401.

［7］中国医师协会结直肠肿瘤专业委员会. 中国阑尾肿瘤多学科综合治疗专家共识（2021 版）. 中华结直肠疾病电子杂志, 2021, 10(3): 225-231.

［8］BELL P D, PAI R K. Goblet cell adenocarcinoma of the appendix: an update and practical approach to diagnosis and grading. Hum Pathol, 2023, 132: 183-196.

［9］MISDRAJI J, CARR N J, PAI R K. Goblet cell adenocarcinoma//WHO Classification of Tumours Editorial Board. WHO classification of tumours. 5th ed: digestive system tumours. Lyon: International Agency for Research on Cancer, 2019: 147-148.

［10］OVERMAN M J, ASARE E A, COMPTON C C, et al. Appendix-carcinoma// AMIN M B, EDGE S B, GREENE F L, et al. AJCC cancer staging manual. 8th ed. Chicago: The American Joint Committee on Cancer and Springer, 2017: 237-250.

病例 7

EBV 相关胃腺癌

一、临床资料

患者，女，51岁。2020年12月主因"上腹部不适3年，间断性恶心、反酸，与进食无明显关系，近1个月来症状加重"入院。患者无呕吐，无进食哽噎感，有黑便，伴呕血，无腹痛，无腹胀。入院诊断：胃癌，性质待病理。拟行手术治疗。

既往史：患者曾于当地医院就诊以"胃溃疡"行不规律药物治疗，经间断药物治疗缓解不明显。2016年因子宫肌瘤行子宫切除术。

家族史：否认恶性肿瘤家族史，无其他遗传性疾病家族史。

二、影像学检查

（一）增强CT

计算机断层扫描（computed tomography，CT）所见：胃体小弯侧及胃角可见胃壁不规则增厚，最厚处约1.5cm，局部可见溃疡，明显不均匀强化，浆膜面毛糙；贲门区、胃大弯及腹膜后可见多发淋巴结，较大者约2.2cm。

诊断结果：①胃体小弯侧及胃角胃壁不规则增厚，符合恶性，请结合镜检；②贲门区、胃大弯及腹膜后多发淋巴结，考虑转移。

（二）内镜

内镜所见：距切牙约46cm胃体中部小弯至胃窦小弯可见大小约5.5cm×4.5cm的溃疡型肿物，肿物溃疡底深且覆以污物，溃疡堤不规则隆起，溃疡堤质脆，触之易出血。

诊断结果：①胃癌（性质待病理），病变位于胃体中部小弯至胃窦小弯（上界距切牙约46cm），幽门螺杆菌（helicobacter pylori，Hp）（-）；②肿物周围贲门至胃体上部外压性隆起，结合影像学检查，考虑为壁外肿大淋巴结压迫。

三、实验室检查

血常规：白细胞计数$10.18×10^9$/L（升高），红细胞计数$3.06×10^{12}$/L（降低），血红蛋白79g/L（降低），血小板计数$251×10^9$/L。血生化：谷草转氨酶70.5U/L（升高），胰腺淀粉酶114U/L（升高），C反应蛋白21.2mg/L（升高），白蛋白32.7g/L（降低），血糖8.31mmol/L（升高）。凝血功能：血浆凝血酶原时间13.1秒（升高），血浆D-二聚体3.26mg/L（升高），纤维蛋白原降解产物7.95μg/ml（升高）。

四、病理情况

（一）胃体距切牙46cm至胃窦活检病理

1. **大体所见** 灰白组织8粒，直径0.1～0.3cm。

　　2. **镜下表现**　部分区域可见管状及乳头状不规则的异型腺体结构，腺上皮细胞呈柱状，细胞核呈圆形、卵圆形，异型性明显，细胞极性紊乱；部分区域肿瘤细胞呈实性片状结构，细胞边界不清，细胞核圆形，染色浅，有轻度核异型性，可见小核仁，间质内可见多量淋巴细胞浸润（图7-1）。

　　3. **诊断**　腺癌。

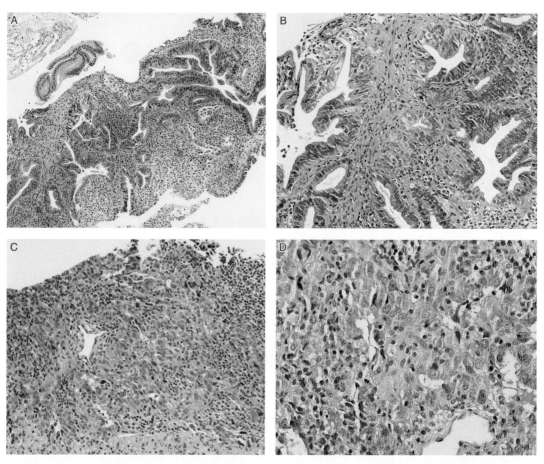

　　图7-1　图 A 示部分腺体呈不规则的管状及乳头状结构；图 B 示腺上皮细胞拥挤重叠，极性消失，细胞核大小不一，异型性明显；图 C、D 示部分区域肿瘤细胞呈实性片状，细胞边界不清，细胞核圆形，染色浅，有轻度核异型性，间质内可见多量淋巴细胞浸润（图 A～D 示 HE 染色，分别为10×、20×、20× 和40×）

　　（二）远端胃大部切除标本病理

　　1. **大体所见**　远端胃大部切除标本可见胃小弯长15cm，胃大弯长18cm，下附十二指肠长0.8cm，宽6cm；距下切缘4.3cm 处于胃体、胃窦小弯交界处见一局限溃疡型肿物，大小6cm×4.5cm×0.8cm；肿物切面灰白、实性、质硬、界不清，累及浆膜；余胃黏膜未见明显异常；于胃周脂肪中检出结节数枚，直径0.5cm，大小2.5cm×2cm×1.5cm；网膜组织大小21cm×17cm×3cm，多切面切开，未触及明确结节及质硬区。

　　2. **镜下表现**　肿瘤位于胃体、胃窦交界处，肿瘤细胞少部分呈上皮样形态，为实性片状结构，细胞边界不清，细胞核圆形，染色浅，有轻度核异型性，与活检组织中一致；其余大部分肿瘤细胞呈编织状、流水样排列，细胞核呈长梭形，染色质较细，部分粗糙，可见小核仁，肿瘤间质内可见较多淋巴细胞浸润，可见神经侵犯（图7-2）；肿瘤浸润胃壁全层达浆膜，未累及幽门及十二

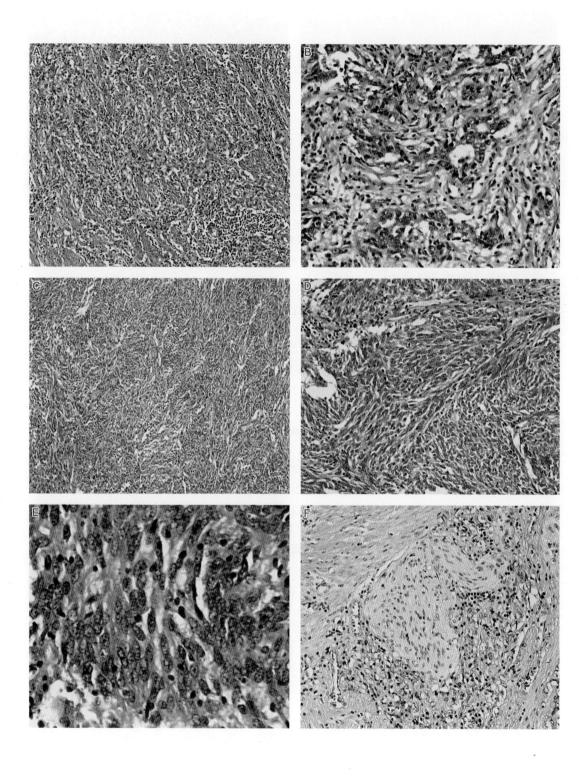

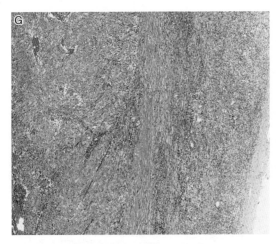
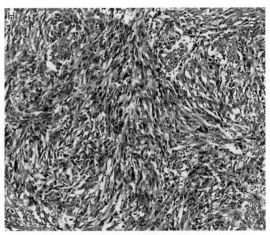

图 7-2　图 A、B 示肿瘤细胞少部分呈上皮样形态,为实性片状结构,局灶可见腺管样结构,细胞边界不清,细胞核圆形,染色浅,有轻度核异型性,与活检组织中一致(HE 10×、20×);图 C~E 示其余大部分肿瘤细胞呈编织状、流水样排列,细胞核呈长梭形形态,染色质较细,部分粗糙,可见小核仁,肿瘤间质内可见较多淋巴细胞浸润(HE 10×、20×、40×);图 F 示可见神经侵犯(HE 20×);图 G、H 示淋巴结转移性癌(HE 10×、20×)

指肠,41 枚淋巴结中 15 枚可见肿瘤转移,形态以梭形细胞为主。

3. 免疫组织化学染色

（1）胃肿物阳性表达: AE1/AE3(上皮样区域 2+,梭形细胞区域 +),CK18(上皮样区域 2+,梭形细胞区域 +),EMA(上皮样区域 +,梭形细胞区域灶 +),Ki-67(70%+),EGFR(+),MLH1(+),MSH2(+),MSH6(+),PMS2(+),SDHB(2+),C-MET(灶状 +),SMARCA4(BRG1)(+),SMARCB1(INI1)(+),ARID1A(+).

（2）胃肿物阴性表达: CK5/6(-),p63(-),p40(-),CD117(-),DOG1(-),CD34(-),CD56(-),ChrA(-),Syn(-),vimentin(-),desmin(-),calponin(-),SMA(-),CD23(-),CD21(-),CD35(-),D2-40(-),CD10(-),ALK(-),CD163(-),S-100(-),ER(-),SALL4(-),AFP(-),GPC3(-),HER2(0),CDX-2(-),CK7(-),CK20(-),SMARCA2(BRM)(-)。

（3）淋巴结转移肿瘤显示: AE1/AE3(+),CD10(-),CD56(-),DOG1(-),vimentin(-),CD21(-),CD23(-),CD35(-),D2-40(-),SMARCA4(BRG1)(+),SMARCB1(INI1)(+),ARID1A(+)。

（4）胃肿物及淋巴结转移肿瘤原位杂交结果显示: EBER(+)(图 7-3)。

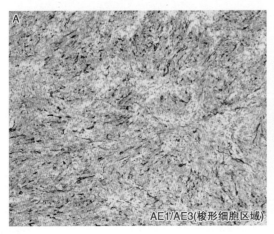
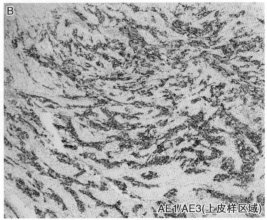

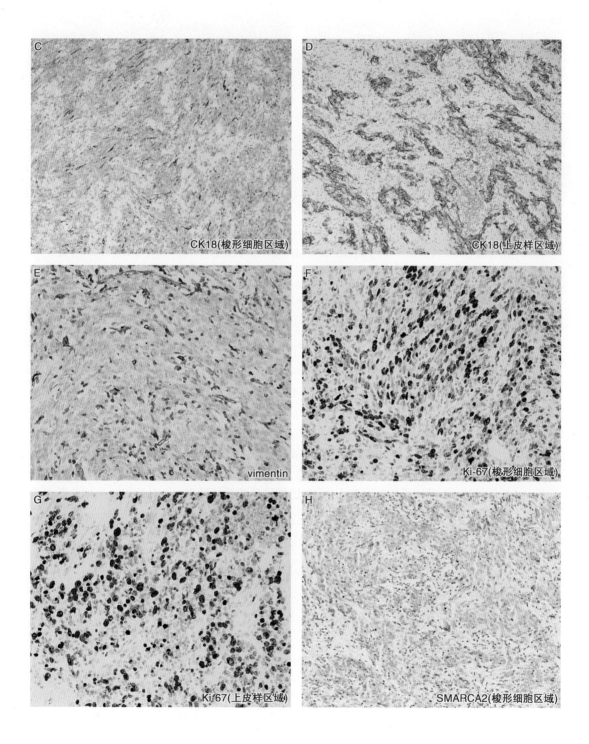

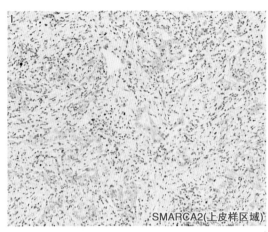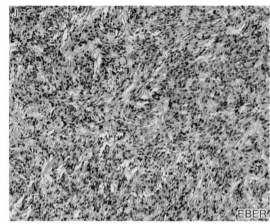

图7-3　肿瘤免疫组化表达

图 A～D 示梭形细胞及上皮样细胞均表达 AE1/AE3、CK18 等上皮标志物,但相比上皮样区域,梭形细胞区域上皮标志物表达较弱(IHC 10×、10×、10×、10×);图 E 示梭形细胞区域 vimentin(−)(IHC 20×);图 F、G 示 Ki-67 指数较高,约 70%(IHC 20×、20×);图 H、I 示梭形及上皮样肿瘤细胞均显示 SMARCA2 缺失(IHC 20×、20×);图 J 示 EBER(+)(ISH 20×)。

五、诊断思路

本例患者以上腹部不适为首发症状,伴恶心、反酸、呕血及黑便。内镜可见溃疡型肿物,活检病理诊断为腺癌。手术标本病理显示肿瘤组织呈流水样、编织状,细胞形态以梭形细胞为主,少部分呈低分化上皮样形态,间质内可见较丰富淋巴细胞浸润,在胃壁肌层穿插浸润,伴有较多淋巴结转移。免疫组化结果显示肿瘤上皮样区域及梭形细胞区域均表达 AE1/AE3、CK18 及 EMA 等上皮标志物,不表达间叶源性标志物,故除外了一系列间叶源性肿瘤,考虑为上皮来源的肿瘤,且原位杂交结果显示 EBER(+),故考虑为 EB 病毒(Epstein-Barr virus, EBV)阳性胃癌。诊断:EBV 阳性胃癌,以梭形细胞形态为主;淋巴结转移性恶性肿瘤(15/41),以梭形细胞形态为主,符合胃癌转移。

六、治疗及随访情况

患者 2020 年 12 月 9 日行胃大部切除伴胃空肠吻合术,术后行替吉奥化疗与放疗。2022 年 10 月 5 日于外院复查未见肿瘤复发及转移。

七、诊断及鉴别诊断要点

(一)诊断要点

EB 病毒相关性胃癌(EBV associated gastric carcinoma, EBVaGC)是一种具有独特临床病理特征的胃癌亚型。全球范围内 EBVaGC 在胃癌患者中的发病率有很大差异,不同地区 EBVaGC 的发生率从 1.3% 到 30.9% 不等,全球平均为 10%[1]。男性多见,发病年龄相对较轻,淋巴结转移率低,预后相对较好。EBVaGC 主要发生在近端胃,有研究表明,84.4% 的 EBVaGC 位于胃的上部或中部;某些混合感染也可能增加患病风险,例如人类免疫缺陷病毒(human immunodeficiency virus, HIV)和 Hp 感染;生活方式因素如吸烟,已被证明能重新激活胃细胞系中的 EB 病毒[1]。

　　病理上，早期 EBVaGC 于低倍镜下可见病变部位小腺管或索状结构具有不规则融合的"蕾丝样"或"花边样"组织学特点，并伴有中度至密集的淋巴细胞浸润[2]。当在活检标本中观察到此种生长模式时，建议将 EBER 原位杂交用于诊断中。另外，与 EBV 阴性胃癌相比，EBVaGC 早期倾向于在黏膜下层形成边界清楚的结节状病变，纤维化较少，不易形成纤维瘢痕，这有利于经内镜在黏膜下切除肿瘤[2]。EBVaGC 可被分为 3 类组织学亚型：①淋巴上皮瘤样癌型，为低分化癌，淋巴细胞浸润明显，分散的单个癌细胞很难用常规染色来识别；②伴有克罗恩病样淋巴反应型，其定义是肿瘤前缘有三个或更多具有活跃生发中心的淋巴滤泡；③常规腺癌型。

　　在肿瘤组织 EBV 基因检测方面，EB 病毒编码 RNA 的原位杂交技术（*in situ* hybridization to Epstein-Barr virus-encoded RNA，EBER-ISH）被认为是目前诊断 EBVaGC 的金标准。

（二）鉴别诊断

　　1. 间叶源性肿瘤　①胃肠道间质瘤：特异型免疫组化标志物 DOG1（+）和 CD117（+），常表现为 SDHB 缺陷型。②炎性肌成纤维细胞瘤：最常见于肺，免疫组化 SMA（+）、desmin（+），60% 病例显示 ALK 细胞质（+），ALK 的核膜着色可能和 *RANBP2-ALK* 融合相关。③胃平滑肌肉瘤：罕见，免疫组化 desmin（+）、SMA（+）、caldesmon（+），25%～47% 具有 p53 过表达。④消化道神经鞘瘤：最常见于胃，良性，无复发转移，S-100 弥漫（3+），可见淋巴细胞鞘。⑤炎性纤维性息肉：属于少见良性间叶源性肿瘤，多位于黏膜下层，主要成分是梭形成纤维细胞，可见梭形细胞围绕血管呈洋葱皮样，可见多少不等的嗜酸性粒细胞浸润，免疫组化 CD34（+）、PDGFR（+）。

　　2. 胃肉瘤样癌　肉瘤样癌是一种基于上皮性恶性肿瘤形态学出现恶性梭形细胞等肉瘤样区域所作出的病理诊断，是一种罕见的双相型肿瘤。通过回顾文献，胃肉瘤样癌的梭形细胞成分常表现为细胞黏附性较差，细胞核明显异型、多形和巨核等特点[3]（图 7-4），与本例中的梭形细胞形态特点不同。肿瘤细胞不同程度地表达 AE1/AE3、CK8、CK18、p40 等上皮样标志物，也有部分肉瘤样区域上皮标志物（-）；肉瘤样区域 vimentin（+），Ki-67 增殖指数较高。

　　3. 胃母细胞瘤　好发于男童及年轻人（大多<30 岁），呈双相形态，低度恶性，Ki-67 指数较低。免疫组化：上皮细胞表达 AE1/AE3，局部表达 CD56 和 CD10；梭形细胞表达 CD56 和 CD10，不表达 AE1/AE3。肿瘤常具有 *MALAT1-GLI1* 基因融合。

　　4. EBV 阳性炎性滤泡树突状细胞肉瘤　最常累及肝、脾，位于肠道时常呈息肉样，可见多

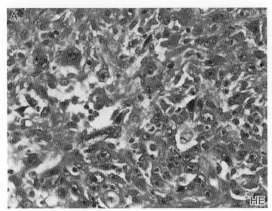
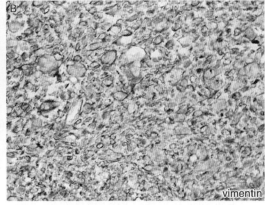

图 7-4　文献报道中胃肉瘤样癌的肉瘤成分表现出明显异型性和低黏附性的形态特点（图 A）；肉瘤样成分显示 vimentin（+）（图 B）（HE 40×；IHC 20×）[3]

量淋巴细胞、浆细胞等浸润，可见多发非干酪样肉芽肿，免疫组化显示多种滤泡树突状细胞标志物不同程度表达：CD21（+）、CD23（+）、CD35（+）、D2-40（+）等，AE1/AE3（-）。

八、最新进展及小结

胃癌病因及致病机制尚未完全明确，可能与机体免疫缺陷、病毒、遗传易感性、电离辐射和有害化学物质接触等因素有关，其中 EBV 是第一个被证实与胃癌相关的病毒，成人感染率达90% 左右。EBV 病毒感染与胃癌的关系已成为近年来研究热点，特别是 2014 年癌症基因组图谱（the cancer genome atlas，TCGA）定义了四种主要的胃癌基因组亚型：EBV 阳性亚型，微卫星不稳定性（microsatellite instability，MSI）亚型，基因组稳定（genomically stable，GS）亚型，染色体不稳定（chrom instability，CIN）亚型[4]。这种分类可以作为组织病理学有价值的辅助手段。重要的是，这些分子亚型表现出显著基因组特征，为靶向药物的治疗提供了指导。有研究表明PD-L1 在 EBVaGC 中的表达水平高于 EBV 阴性胃癌，这提示 EBVaGC 可能是未来 PD-1/PD-L1免疫治疗的治疗目标[4]。EBVaGC 还显示 PIK3CA 突变率高，这是 PI3K-AKT 通路的一部分，其突变导致细胞增殖增加[5]。目前，各种 PI3K 抑制剂已在胃癌中进行研究，还在等待明确的临床结果，未来在 EBVaGC 的研究中可能是有用的。由于 EBVaGC 的致病机制之一是高甲基化，地西他滨等去甲基化药物已被研究认为是潜在的治疗方法[1]。目前它已被批准用于血液恶性肿瘤，并在体外试验用于结直肠癌，但其在 EBVaGC 中的作用还需要进一步研究。

SWI/SNF 复合体是一类重要的染色质调控因子家族，由腺苷三磷酸（adenosine triphosphate，ATP）水解酶（SMARCA2、SMARCA4）、核心亚基（SMARCB1、SMARCC1、SMARCC2）和变异亚基（ARID1A/B、ARID2、PBRM1 等）组成。大约 20% 的人类癌症携带影响 SWI/SNF 复合体的突变，暗示染色质重塑因子在肿瘤发生中的关键作用[6]。由于本例形态特殊，我们在诊断相关免疫表型的基础上进一步选择了 ARID1A、SMARCA2（BRM）、SMARCA4（BRG1）及 SMARCB1（INI1）四种分子，通过免疫组织化学染色显示本例肿瘤成分呈 SMARCA2（BRM）表达缺失。通过回顾近年来相关文献发现，SWI/SNF 复合体缺失的胃癌中 ARID1A 缺失的比例为 20% 至31% 不等；SMARCA2 缺失的比例约为 33%；SMARCA4 缺失的比例约为 48%；SMARCB1 缺失的比例仅为 4%[7]。值得注意的是，文献表示 SWI/SNF 缺失型胃癌常表现为片状、实性生长的分化差/未分化肿瘤，这与本例的特点类似，即部分呈实性片状低分化形态；但本例还呈现出罕见的梭形细胞形态，提示在今后诊断中应注意 SWI/SNF 缺失型 EBVaGC 另一种可能的特殊形态[8]。SWI/SNF 缺失型胃癌常表现出与高龄、EBV 阳性亚型和 MSI 亚型的显著相关性，其中，SMARCA2 缺失在 EBV 阳性胃癌中发生更频繁，并且具有更高的淋巴结转移率[6]。同时，ARID1A 的频繁突变也是 EBV 阳性胃癌的一个显著遗传特征，其失活突变或表达缺失的比例在EBV 阳性胃癌中高达 73%[9]。关于 SWI/SNF 缺失型胃癌的治疗，在 BAI 等的研究中，所有具有SMARCA4 突变的患者（4/4）在免疫治疗后均获得部分缓解（partial response，PR），并且无进展生存期（progression free survival，PFS）在数值上高于野生型 SMARCA4 患者，不伴有 SMARCA4突变的患者（6/16）中仅有少部分患者表现出免疫治疗有效；这提示 SMARCA4 突变患者更容易从免疫治疗中获益，ARID1A 缺失型患者可应用多腺苷二磷酸核糖聚合酶[poly（ADP-ribose）polymerase，PARP]抑制剂，SMARCA2 缺失的胃癌患者可能受益于基于 5- 氟尿嘧啶的化疗[6-7,10]。

大约 10% 的胃癌与 EBV 感染有关，EBV 相关性胃癌有特殊的分子和临床特征。EBVaGC可能有更高的 PD-L1 表达、PIK3CA 突变和高甲基化，容易发生 SWI/SNF 复合体表达缺失。本例特殊的组织形态提示 SWI/SNF 缺失型 EBVaGC 可能表现为实性生长的分化差/未分化形态或梭形细胞形态。各项潜在治疗方法对于EBVaGC的作用目前尚在研究中，EBV是胃癌中有前景的生物标志物。

（祝心怡）

参考文献

［1］NASEEM M, BARZI A, BREZDEN-MASLEY C, et al. Outlooks on Epstein-Barr virus associated gastric cancer. Cancer Treat Rev, 2018, 66: 15-22.

［2］SHINOZAKI-USHIKU A, KUNITA A, FUKAYAMA M. Update on Epstein-Barr virus and gastric cancer. Int J Oncol, 2015, 46(4): 1421-1434.

［3］ZHU C C, LI M R, LIN T L, et al. Sarcomatoid carcinoma of the stomach: A case report and literature review. Oncol Lett, 2015, 10(3): 1385-1389.

［4］Cancer Genome Atlas Research Network. Comprehensive molecular characterization of gastric adenocarcinoma. Nature, 2014, 513(7517): 202-209.

［5］ANG Y L E, YONG W P, TAN P. Translating gastric cancer genomics into targeted therapies. Critical Reviews in Oncology Hematology, 2016, 100: 141-146.

［6］HUANG S C, NG K F, CHANG I Y, et al. The clinicopathological significance of SWI/SNF alterations in gastric cancer is associated with the molecular subtypes. PLoS One, 2021, 16(1): e0245356.

［7］NOWAK K M, CHETTY R. SWI/SNF-deficient cancers of the Gastroenteropancreatic tract: an in-depth review of the literature and pathology. Semin Diagn Pathol, 2021, 38(3): 195-198.

［8］HUANG S C, CHEN K H, NG K F, et al. Dedifferentiation-like tubular and solid carcinoma of the stomach shows phenotypic divergence and association with deficient SWI/SNF complex. Virchows Arch, 2022, 480(4): 771-781.

［9］WU W K, YU J, CHAN M T, et al. Combinatorial epigenetic deregulation by Helicobacter pylori and Epstein-Barr virus infections in gastric tumourigenesis. J Pathol, 2016, 239(3): 245-249.

［10］BAI Y, XIE T, WANG Z, et al. Efficacy and predictive biomarkers of immunotherapy in Epstein-Barr virus-associated gastric cancer. J Immunother Cancer, 2022, 10(3): e004080.

病例 8

肾高分化神经内分泌肿瘤

一、临床资料

患者，女，31岁，2021年1月因"体检发现左肾肿瘤近2个月"入院。

患者无肉眼血尿，无尿频、尿急、尿痛，无畏寒、发热。无既往史。

体格检查：血压105/97mmHg。双肾区无隆起，无压痛及叩击痛。双肾下极未触及。双输尿管走行区无压痛，膀胱充盈征阴性，耻骨上区无压痛及叩击痛。

二、影像学检查

外院计算机断层扫描（computed tomography，CT）提示左肾肿物，最大径约5.6cm，考虑恶性可能性大。

腹部磁共振成像（magnetic resonance imaging，MRI）检查结果提示左肾可见不规则融合结节状肿物，最大截面约4.5cm×3.7cm×5.6cm，T_1WI呈稍低信号，T_2WI呈混杂高信号，弥散加权成像（diffusion weighted imaging，DWI）呈高信号；增强扫描皮髓质期可见不均匀明显强化，排泄期可见强化减退，肿物下方呈囊实性，实性成分呈不均匀渐进性强化；左肾盂旁可见囊性结节，大小约2.3cm×2.0cm，T_1WI呈低信号，T_2WI呈高信号，DWI呈等信号，增强扫描未见强化，左肾盂轻度扩张（图8-1）。

肾动态显像显示：肾小球滤过率（glomerular filtration rate，GFR）左肾35.4ml/min，右肾50.7ml/min，总GFR 86.1ml/min。结论：①左肾中极占位，功能及GFR值减低，排泄稍延缓。②右肾功能及GFR值大致正常，排泄通畅。

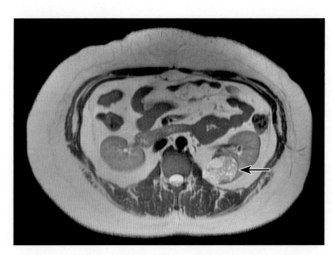

图8-1　腹部MRI（肿物最大截面）

图中（箭头）显示左肾内见不规则肿物，呈不均匀明显强化。

三、血生化检查

患者血生化异常指标如表 8-1 所示。

表 8-1 患者血生化异常指标

项目	项目名称	结果	参考值	异常情况
CK	肌酸激酶	337U/L	40.0～200.0U/L	升高
CRE	肌酐	112.3μmol/L	41.0～73.0μmol/L	升高
URIC	尿酸	488μmol/L	155.0～357.0μmol/L	升高
Cys-C	半胱氨酸蛋白酶抑制剂 -C	1.19mg/L	0.59～1.03mg/L	升高

四、病理情况

标本名称为：左肾及肿瘤，病理情况如下所示。

1. **肉眼所见** 一侧肾脏及肾脂肪囊切除标本，总大小 16cm×6.5cm×5.5cm，表面肾脂肪囊易剥离，裸肾大小 11.2cm×6cm×5cm；沿肾门对侧剖开，于肾门处肾实质内见一肿物，大小 5.4cm×4.5cm×3.7cm；切面灰黄，囊实性，以实性区为主，质中，结节状，与周围组织分界尚清；囊性区位于肾盂旁，紧邻肾门脂肪、肾窦脂肪及肾被膜，未累及肾周脂肪，肾盂黏膜光滑。周围肾组织未见特殊。另附输尿管一段，长 3.7cm，直径 0.4cm，输尿管黏膜光滑。

2. **HE 染色** 低倍镜下见肿瘤呈结节状生长方式，局灶囊性变（图 8-2）。中倍镜及高倍镜下可见肿瘤细胞呈梁索状、绶带样或巢片状结构，周围见丰富薄壁血管，细胞均匀一致，细胞质稀少，核圆形或卵圆形，染色质细腻，核仁不明显，核分裂象罕见（图 8-3A～H）。

3. **左肾肿瘤免疫组织化学染色** AE1/AE3（3+），CK18（3+），CK7（-），CK34βE12（-），EMA（-），CgA（个别细胞 +），Syn（3+），CD56（2+），P504S（-），PAX8（-），Ki-67（约 2%+）（图 8-4A～L）。

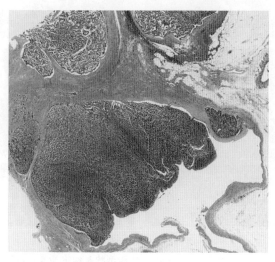

图 8-2 肿瘤呈结节状，界尚清，局部切面囊实性（HE×40）

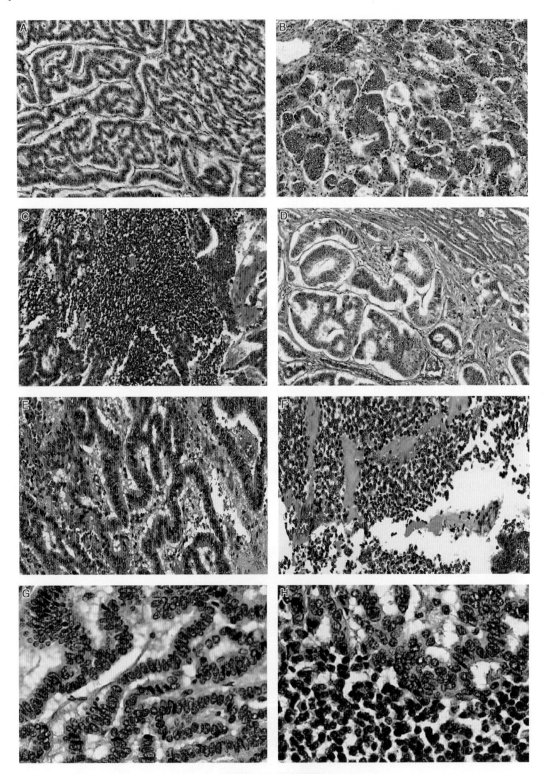

图8-3　HE光镜所见

图A示肿瘤细胞呈缎带样、梁索状(HE 100×);图B示肿瘤细胞呈巢状(HE 100×);图C示肿瘤细胞局灶呈片状(HE 100×);图D示肿瘤细胞局灶呈假腺样结构,细胞团周围可见"裂隙"(HE 100×);图E、F示"裂隙"内含红细胞(HE 200×);图G、H示肿瘤细胞大小较一致,细胞质稀少至中等,细胞核呈圆形或卵圆形,染色质细腻,核仁不明显,未见肯定核分裂象(HE 400×)。

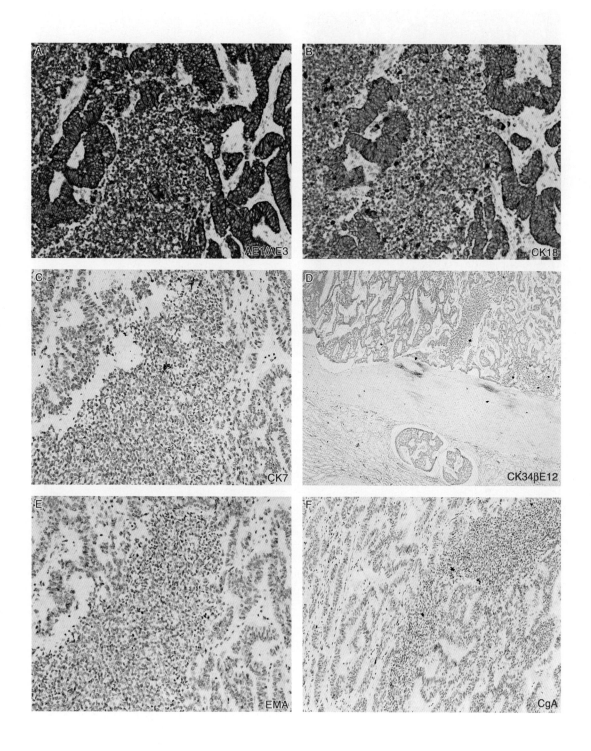

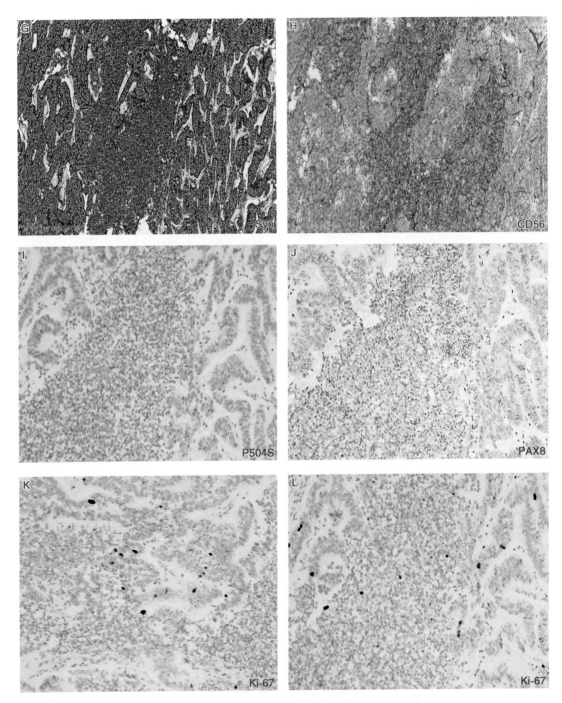

图8-4 肿瘤免疫组化染色情况

图A～E示AE1/AE3、CK18呈阳性表达，CK7、CK34βE12、EMA呈阴性表达；图F～H示CgA呈个别细胞阳性表达，Syn、CD56均呈阳性表达；图I、J示P504S、PAX8呈阴性表达；图K、L示Ki-67增殖指数约2%。

五、诊断思路

本例特点：①年轻女性，因体检发现左肾肿物入院；②外院 CT、本院 MRI 及肾动态显像提示左肾中极占位；③手术切除标本大体于肾门处肾实质内见一灰黄色囊实性肿物，以实性区为主，质中，结节状，与周围组织分界尚清，囊性区位于肾盂旁，紧邻肾门脂肪、肾窦脂肪及肾被膜，未累及肾周脂肪，肾盂黏膜光滑；④肿瘤细胞排列呈缎带样、梁索状、巢状、局灶假腺样结构或局灶弥漫片状，细胞大小较一致，细胞核圆形或卵圆形，染色质细腻，核分裂象<2 个 /10HPF；免疫组化呈细胞角蛋白（AE1/AE3、CK18）、神经内分泌标志物（CgA、Syn 及 CD56）表达，低 Ki-67 增殖指数（Ki-67 约 2%）。

此例综合临床、病理所见，首先考虑神经内分泌肿瘤，需要鉴别的疾病包括乳头状肾细胞癌、副神经节瘤、神经母细胞瘤、大细胞神经内分泌癌、小细胞癌、骨外尤因肉瘤 / 外周原始神经外胚层肿瘤（extraskeletal Ewing sarcoma/peripheral primitive neuroectodermal tumor，E-EWS/PNET）及后肾腺瘤等。其次，结合肿瘤不具有乳头状结构，可排除乳头状肾细胞癌；最后考虑到患者为年轻女性，肿瘤具有神经内分泌分化特征且表达细胞角蛋白，低核分裂象，低 Ki-67 增殖指数，可除外副神经节瘤、神经母细胞瘤、大细胞神经内分泌癌、小细胞癌、E-EWS/PNET 及后肾腺瘤。

诊断：（左肾及肿瘤）肾高分化神经内分泌肿瘤。

六、治疗及随访情况

2021 年 2 月手术后随访至今，未见远处转移病灶。

七、诊断及鉴别诊断要点

（一）诊断要点

1. 肾具有神经内分泌分化的肿瘤可分为神经内分泌肿瘤及副神经节瘤，前者包括分化良好的高分化神经内分泌肿瘤、分化较差的小细胞癌及大细胞神经内分泌癌[1]。

2. 肾高分化神经内分泌肿瘤罕见。肿瘤主要发生于成人，发病年龄 21～87 岁，发病率无性别差异；肿瘤生长缓慢，早期多无明显症状，多数患者在影像学检查时偶然发现。腰部疼痛及腹部包块为其主要临床表现。该肿瘤没有基因易感性，但约 15% 的高分化肿瘤与马蹄肾相关[2-3]。

3. 肾高分化神经内分泌肿瘤通常单灶发生，偶见多灶病例。肿瘤边界清楚，分叶状、膨胀性生长，最大径通常<8cm。切面黄褐色、浅棕色或红棕色，质软或中等偏硬，以实性区为主，可有灶状出血、钙化和囊性变，但无坏死；部分肿瘤挤压周围肾实质，约 50% 病例累及肾周脂肪[1]。

4. 组织学上最常见的组织学类型为致密平行排列的索状结构，其他组织学类型包括梁状、实性、假腺样、片状和巢状等结构[4]。

5. 细胞均匀一致，呈致密平行的索状排列，细胞质呈嗜双色性，核圆形或卵圆形，染色质呈细颗粒状或胡椒盐样，偶见小核仁。通常核分裂象计数较低（0～4 个 /10HPF）。

6. 肿瘤间质稀少而血管丰富，此为重要的诊断线索。间质可见钙化和砂粒体分布。

7. 突触素（Syn）、嗜铬粒蛋白 A（chromogranin A，CgA）和 CD56 是公认的神经内分泌标志物[5]。通常神经内分泌生物标志物至少有一种阳性，部分病例可表达 ER、PR，但不表达 CD10、WT1、CK7、CK20、TTF-1 和 LCA 等标志物。

8. Ki-67 与核分裂象计数共同作为分类和分级的主要参考指标[6]。

（二）鉴别诊断

肾神经内分泌肿瘤的鉴别诊断主要包括以下几种。

1. **乳头状肾细胞癌**　该肿瘤是一种乳头状或小管状结构的肾实质恶性肿瘤,可见真性乳头,纤维血管轴心可有泡沫样组织细胞、胆固醇结晶和砂粒体。免疫组化染色表达 CK、CK7、CAM5.2、EMA、AMARCA 等。

2. **肾盂黏膜的高级别神经内分泌肿瘤**　因肾实质无神经内分泌细胞,故起源于肾盂黏膜的神经内分泌肿瘤比肾原发神经内分泌肿瘤更常见[7-8]。几乎所有神经内分泌癌(neuroendocrine carcinoma, NEC)都出现坏死。镜下大细胞 NEC 和小细胞 NEC 都可以呈巢状、梁状或实性生长伴有玫瑰花环或小管形成。小细胞癌由小细胞组成,细胞质稀少,细胞核深染、镶嵌样,伴有坏死,有丝分裂率高。大细胞 NEC 胞质丰富,细胞核大,核仁突出,常见坏死,并表现出显著的有丝分裂活性。鉴别诊断的核心要点是肾盂黏膜内生长肿瘤,可侵犯肾实质。因此,在取材时仔细观察肾盂黏膜尤为重要,当发现肾盂黏膜有粗糙、隆起或明确结节等情况,需对上述结构进行充分取材。

3. **副神经节瘤**　瘤细胞常排列成不连续的巢状(Zell-ballen 样),瘤细胞大、多角形,细胞质嗜酸性或嗜双色性,核居中或偏位,有时细胞核具有多形性,染色深;可见细胞质内外的嗜酸性玻璃样小球。除了经典的组织学形态,免疫组化在副神经节瘤的诊断上也有重要意义,虽然副神经节瘤也表达神经内分泌标志物,但其 CK 阴性,而细胞巢周围支持细胞 S-100 阳性。

4. **神经母细胞瘤**　是一种起源于交感神经系统的高度异质性的实体肿瘤,预后较差。患者年龄较轻,通常小于 2 岁,以实性巢状的分叶状生长为主,核分裂象活跃,常见坏死。免疫组化NSE 弥漫强阳性,NF、Leu-7、PHXO2B 阳性,分子标记 N-MYC 扩增。

5. **骨外尤因肉瘤 / 外周原始神经外胚层肿瘤(E-EWS/PNET)**　瘤细胞大小较一致,常见细胞质内糖原聚集,核分裂活跃,常见坏死。免疫组化 CK 通常阴性,CD99 弥漫阳性,Fli-1 阳性;EWSR1 重排。

6. **后肾腺瘤**　以细胞质稀少的小蓝圆细胞排列呈管状结构为主。免疫组化表达 WT1、CD57、Cadherin17 等。

八、最新进展及小结

高分化神经内分泌肿瘤生长缓慢,预后相对较好,治疗方法以手术切除为主,通常行肾脏切除联合区域淋巴结清扫术即可。小细胞癌和大细胞 NEC 侵袭性较强,常伴有肿瘤肾外侵犯,且容易转移,预后较差,最常见的治疗方法为肾根治性手术联合铂类药物化疗的综合治疗[9]。

神经内分泌肿瘤是起源于神经内分泌细胞的上皮肿瘤,常发生于胃肠道、胰腺和肺,肝脏、胆囊、肾脏及膀胱等部位原发者罕见。本病例为原发肾脏的高分化神经内分泌肿瘤,属于世界卫生组织(World Health Organization, WHO)肾脏肿瘤分类中分化良好的肿瘤,与高级别 NEC(小细胞癌、大细胞 NEC)及副神经节瘤统称为肾脏神经内分泌肿瘤[1]。常见于中老年人,临床表现多无特异性,常由体检发现。其影像学检查亦无特异性表现。

神经内分泌肿瘤可发生在身体的各个器官,表达嗜铬粒蛋白 A 和生长抑素受体等神经内分泌因子。通过生长抑素类似物与生长抑素受体结合,再进一步与诊断放射性核素(如伽马发射体)结合,便可用于神经内分泌肿瘤的诊断。有报道称,生长抑素受体显像术与治疗性放射性核素(如 β- 发射体)联合使用可有效治疗神经内分泌肿瘤[10]。

(李木丽)

参考文献

[1] HOLGER M, PETER A. Humphrey, Thomas M. Ulbright, Victor E. Reuter(Eds): WHO classification of

tumors of the urinary system and male genital organs（4th edition）. IARC：Lyon 2016：71.

［2］GUPTA S，ERICKSON L A. Primary renal well-differentiated neuroendocrine tumor（carcinoid）in a horseshoe kidney. Mayo Clin Proc, 2021, 96（6）：1687-1688.

［3］SEKER K G, SAM E, SAHIN S, et al. Partial nephrectomy in horseshoe kidney：primary carcinoid tumor. Arch Ital UrolAndrol, 2017, 89（4）：316-318.

［4］CAPELLI P, MARTIGNONI G, PEDICA F, et al. Endocrine neoplasms of the pancreas：pathologic and genetic features. Arch Pathol Lab Med, 2009, 133（3）：350-364.

［5］Crabtree J S, Singleton C S, Lucio M .Notch Signaling in Neuroendocrine Tumors［J］.Frontiers in Oncology, 2016, 6：94.

［6］RINDI G, METE O, UCCELLA S, et al. Overview of the 2022 WHO classification of neuroendocrine neoplasms. EndocrPathol, 2022, 33（1）：115-154.

［7］MONAGHAN T F, MICHELSON K P, SUSS N R, et al. Primary small cell carcinoma of the kidney：disease characteristics and treatment outcomes. Medicines（Basel）, 2021, 8（1）：6.

［8］Mazzucchelli R, Morichetti D, Lopez-Beltran A, et al. Neuroendocrine tumours of the urinary system and male genital organs：clinical significance. BJU Int, 2009, 103（11）：1464-1470.

［9］LANE B R, JOUR G, ZHOU M. Renal neuroendocrine tumors. Indian J Urol, 2009, 25（2）：155-160.

［10］ICHIKAWA Y, KOBAYASHI N, TAKANO S, et al. Neuroendocrine tumor theranostics. Cancer Sci, 2022, 113（6）：1930-1938.

病例 9

卵巢支持间质细胞肿瘤

一、临床资料

患者,女,39岁,因"右侧附件肿物进行性增大1年"入院。患者1年前体检时发现甲胎蛋白(alpha-fetoprotein, AFP)升高,44μg/L,行盆腔CT检查示右侧附件肿物,直径约1cm。后定期随诊。本次因复查盆腹腔增强CT提示右侧附件肿物较前明显增大入院。

既往史:患者无乳腺癌或卵巢癌家族史,无其他家族性肿瘤性遗传病史。

二、影像学检查

入院妇科检查示:右侧盆腔可见6cm肿物,表面光滑。

盆腹腔增强CT示:双侧附件区见不规则结节及肿物,大者位于右侧,大小约3.9cm×3.4cm,其内见多发细线样分隔影,强化明显,须警惕恶性可能(图9-1)。

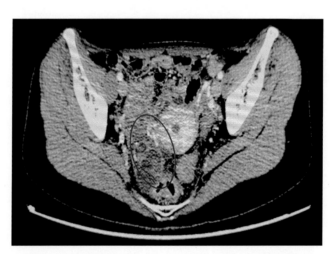

图9-1 患者盆腹腔增强CT,可见右侧附件区显示较大肿物伴明显强化灶(红色标记)

三、实验室检查

血清AFP 39.55μg/L,癌胚抗原(carcinoembryonic antigen, CEA)、糖类抗原125(carbohydrate antigen 125, CA125)、神经元特异性烯醇化酶(neuron specific enolase, NSE)、β-人绒毛膜促性腺激素(β-human chorionic gonadotropin, β-hCG)、外周血常规检查结果均在正常范围。

四、术中所见

术中见子宫正常大小,右侧卵巢肿瘤直径约4cm,表面光滑,与周围组织无粘连,尚有部分正常卵巢组织,右侧输卵管正常,左侧卵巢囊肿直径约1cm,左侧输卵管泡状囊肿直径约0.5cm。大网膜及肠管正常,阑尾正常。

五、病理情况

（一）术中快速冷冻切片病理诊断

1. **大体检查**　（右卵巢肿物）灰白灰黄肿物,大小5cm×2.5cm×1.8cm,剖面灰红色,质中,部分呈囊性。

2. **镜下形态**　术中送检卵巢组织内见分化好的黏液柱状上皮,呈腺管样排列,未见明确恶性成分（图9-2）。术中快速病理诊断意见:（右卵巢肿物）卵巢组织局部见腺管样及囊壁样结构,被覆黏液上皮,形态提示黏液上皮性肿瘤,建议结合临床鉴别原发或转移。

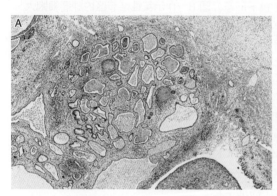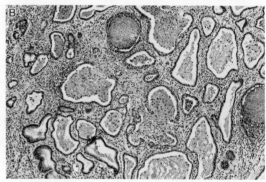

图9-2　卵巢组织内可见分化好的片状腺管结构,管腔被覆黏液柱状上皮,其内有黏液性分泌物（HE染色,图A、B分别显示4×、10×镜下不同形态）

（二）术后常规石蜡切片病理诊断

1. **大体检查**情况同术中肉眼观察所见。

2. **镜下形态**　卵巢肿瘤包括两种不同的区域,即实性结节区与囊性区（图9-3）。囊性区形态与术中冰冻切片相似,由大小不一致的腺腔或扩张的囊性区组成,被覆分化良好的胃肠型单层黏液柱状上皮,未见明确核不典型性及核分裂象。实性区域由小至中等大小的肿瘤细胞组成,细胞质大部分淡红染,部分呈空泡状,核轻度不规则,呈片状排列,小灶排列成腺泡样或实性小管状。其中可见散在单个分布的细胞质明显颗粒状嗜酸性的间质细胞（leydig cell）。实性结节区肿瘤细胞分裂象可达3～6个/2mm²。

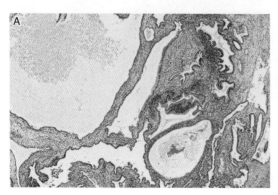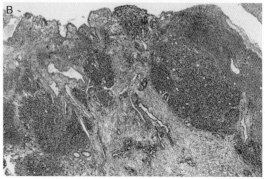

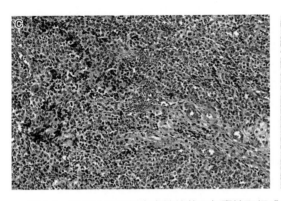
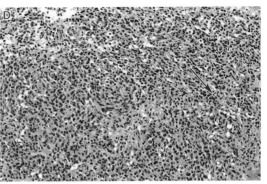

图 9-3　卵巢肿瘤组织由实性结节区与囊性区组成；图 A 示囊性区囊壁与腺管被覆分化良好的黏液柱状上皮，其内可见部分黏液（HE 染色，显示 10× 镜下形态）；图 B～D 示实性结节区内肿瘤细胞大部分细胞质丰富淡染，排列成片状或腺泡样、实性小管状，其间散在少量细胞质嗜酸性颗粒状的间质细胞（HE 染色，分别显示 10×、200×、200× 镜下形态，红色箭头示间质细胞成分）

3. 免疫组织化学染色

（1）实性结节区肿瘤细胞：AE1/AE3（灶 +），EMA（−），CK7（−），CK20（−），ER（−），PR（−），CDX-2（−），CD56（3+），CD99（3+），calretinin（3+），inhibin（3+），WT1（2+），Melan-A（−），vimentin（2+），CD10（−），desmin（−），Ki-67（10%+）（图 9-4）。

（2）囊性区腺上皮成分：AE1/AE3（3+），EMA（−），CK7（3+），CK20（2+），ER（−），PR（−），CDX-2（3+），CD56（−），CD99（2+），calretinin（1+），inhibin（−），Melan-A（−），vimentin（−），TTF-1（−），CD10（上皮腔缘 +），desmin（−），Ki-67（局部 +）。

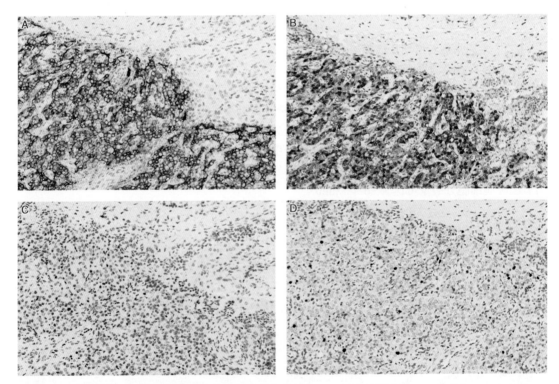

图 9-4　卵巢实性结节区肿瘤细胞免疫组织化学染色结果：A～D 分别显示 inhibin（+），calretinin（+），WT1（+），Ki-67（+）

4. 分子病理学检查结果　检测到 *DICER1* 基因第 25 号外显子突变 [p.E1813Q（9.9%）和 p.V1831fs（5.6%）]（图 9-5）；未见 *FOXL2* 基因突变。

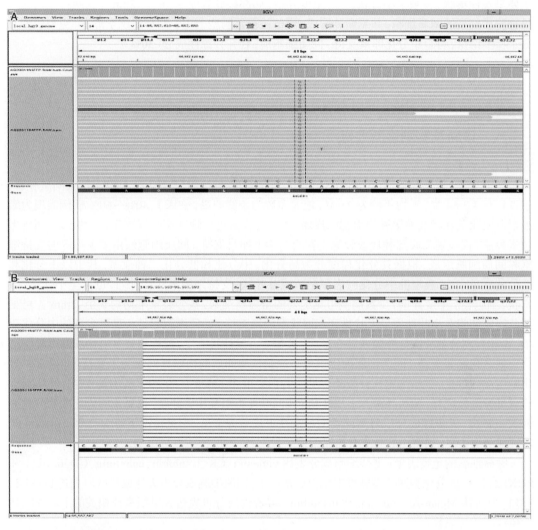

图 9-5　肿瘤组织 NGS 测序结果显示 *DICER1* 基因第 25 号外显子突变（p.E1813Q，丰度为 9.9% 和 p.V1831fs，丰度为 5.6%）

六、诊断思路

本例患者为中青年女性，以血清 AFP 升高、右侧卵巢肿块进行性增大为主要临床表现。肿瘤大体呈灰黄灰红色囊实性，镜下囊性区主要表现为分化好的黏液腺上皮成分，实性区肿瘤细胞中等大小呈弥漫生长，伴少量腺泡样、实性小管状结构，大部分细胞质丰富淡染，核轻 - 中度异型，并可见少量细胞质嗜酸性颗粒状间质细胞，核分裂象不超过 6 个 /2mm²。免疫组织化学染色显示实性结节区肿瘤细胞弥漫表达 CD56、CD99、calretinin、inhibin、WT1，局灶表达 AE1/AE3，不表达 EMA、CK7、CK20、ER、PR、CDX-2、CD10、desmin 等，Ki-67 指数为 10% 左右。囊性区腺上皮成分表达 AE1/AE3、CK7、CK20、CDX-2，不表达 inhibin、WT1、CD56 等卵巢性索间质标志物，Ki-67 仅少数细胞（+）。肿瘤组织二代测序显示 *DICER1* 基因突变。根据上述大体检查、组织学形态、免疫表型及分子病理学检测结果，除外女性生殖系统性的上皮来源肿瘤、消化道来源的转移癌、软组织肉瘤等。

诊断:(右附件及右卵巢肿物)右卵巢组织经充分取材,可见增生的支持细胞(Sertoli cell),主要呈实性巢状,少数呈小管状,轻 - 中度异型,局部核分裂象 3～6 个 /2mm²,其间可见散在少量细胞质红染的间质细胞,并见囊肿形成,囊壁被覆胃肠型上皮。结合组织学形态、免疫表型及分子检测结果,符合中分化卵巢支持 - 间质细胞瘤,合并异源性成分(30%)。

七、治疗及随访情况

患者在本院门诊随访 2 年,无肿瘤复发证据。

八、诊断及鉴别诊断要点

(一)诊断要点

卵巢支持 - 间质细胞瘤(ovarian Sertoli-Leydig cell tumor)是一种罕见的卵巢性索间质肿瘤,患者年龄 1～84 岁,平均年龄为 25 岁,绝大多数为单侧卵巢;临床上 40%～60% 病例表现为雄激素分泌相关症状及卵巢肿块引起的疼痛不适等,少数可出现肿瘤破裂等症状;约 50% 病例无激素分泌,仅表现为腹部肿块或腹痛。在组织学上卵巢支持 - 间质细胞瘤由多少不等的支持细胞和间质细胞组成,根据其分化程度分为高分化、中分化和低分化三种亚型,其中以中分化和低分化常见[1-3]。典型的中分化肿瘤呈结节或分叶状,支持细胞巢片状排列,也可呈小管状、条索状,细胞轻 - 中度异型,少数病例可见退变的奇异核细胞,核分裂象平均约 5 个 /2mm²。可见部分间质细胞在小叶外周呈束状排列。网状型卵巢支持 - 间质细胞瘤是一种更少见的中分化亚型,由相互吻合的裂隙样腔隙或乳头形成,被覆立方或柱状上皮,或被覆扁平形细胞的多囊性结构。低分化卵巢支持 - 间质细胞瘤以类似于原始性腺间质的肉瘤样间质为主要特征,通常中分化肿瘤成分少见,肿瘤细胞核分裂象多见,可高达 20 个 /2mm²。约 20% 的卵巢支持 - 间质细胞瘤可见异源性成分,包括异源性上皮性和 / 或间叶性组织及相关肿瘤,仅见于中分化或低分化或网状型肿瘤,异源性成分以胃型或肠型黏液性上皮最为常见,罕见情况下可为类癌。异源性间叶性成分更少见,通常由软骨或骨骼肌组成。

肿瘤细胞的免疫表型:支持细胞成分表达 vimentin、CK、α-inhibin、calretinin、CD56、SF-1 和 FOXL2,但在低分化和网状型肿瘤组织中通常(-)。间质细胞成分不表达或仅微弱表达 FOXL2、WT1,但表达 Melan-A、vimentin 和 α-inhibin。异源性成分可表达其组织来源相关的上皮或间叶性免疫组化标志物。

(二)鉴别诊断

由于卵巢支持 - 间质细胞瘤可以表现为多种组织学改变,需要与以下多种肿瘤进行鉴别[4-6]。

1. 卵巢颗粒细胞瘤　卵巢颗粒细胞瘤可见于所有女性患者,但大多为绝经后发生,通常表现为与雌激素相关的临床症状,组织学呈微滤泡、大滤泡、小梁状、岛状和弥漫生长模式。肿瘤细胞通常有淡染丰富的细胞质,可见核沟,可伴有卵泡膜细胞瘤成分,黄素化不显著,网状生长方式、异源性上皮或间叶成分罕见。而卵巢支持 - 间质细胞瘤主要发生在年轻女性,临床表现通常与雄激素分泌相关。组织学可表现为中空或实心小管、索状物、弥漫生长。少见纤维瘤样生长方式,肿瘤间质表现为富于细胞的未成熟形态,或水肿改变,间质细胞可呈小灶聚集;罕见Reinke 结晶,20% 的病例可见异源性成分,15% 的病例可见网状生长方式。免疫组织化学染色的鉴别诊断价值有限。

2. 子宫内膜样癌　子宫内膜样癌中偶见小灶中空小管或实性小管、索状结构等,可能与卵巢支持 - 间质细胞肿瘤中典型 Sertoli 小管结构十分相似。此外子宫内膜样癌也可能含有类似间质细胞的黄体化内膜间质细胞。由于大多数子宫内膜样癌中存在黏液分泌和鳞状分化区域,有助于鉴别诊断。EMA 在子宫内膜样癌几乎总是(＋)，而在大部分卵巢支持 - 间质细胞肿瘤为(－)或仅有少数细胞呈局部(＋)。性索间质标志物的免疫组织化学染色也有助于两者的鉴别。

3. 原发或转移性子宫内膜间质肉瘤　低分化卵巢支持 - 间质细胞瘤与子宫内膜间质肉瘤在形态学上存在重叠，需要结合临床特征、大体检查与免疫表型等综合分析；ER、PR、CD10、cyclin D1(＋)，而性索间质标志物(－)有助于诊断子宫内膜间质肉瘤，必要时检测子宫内膜间质肉瘤相关基因易位也有助于两种肿瘤的鉴别。

4. 管状 Krukenberg 肿瘤(克鲁肯贝格瘤)　在组织形态上与卵巢支持 - 间质细胞瘤相似，尤其是在间质存在黄素化改变时仅凭形态学难以区分。然而，管状克鲁肯贝格瘤通常是双侧发生，可见印戒细胞，很容易通过黏液染色和免疫组织化学染色显示腺癌细胞。此外，转移性肿瘤的临床特征也有助于管状克鲁肯贝格瘤的诊断。

5. 类癌　梁状生长和具有实体管状生长特征的类癌可能与中分化卵巢支持 - 间质细胞瘤混淆。类癌通常细胞分布稀疏，纤维间质较多，间质细胞少见。大部分原发性类癌与畸胎瘤相关，而转移性类癌几乎总是双侧的，免疫组织化学染色神经内分泌标志物(＋)有助于确诊本病。

6. 含有异源成分的卵巢支持 - 间质细胞瘤　典型病例通常无须与其他肿瘤进行鉴别诊断。罕见情况下当以异源性成分为主时，结合临床病史、影像学改变并充分取材，通常有助于解决诊断问题。

7. 卵巢支持 - 间质细胞瘤的网状亚型　①卵黄囊瘤。临床上由于患者年龄较小，病理上由于囊腔内存在乳头，需要与卵黄囊瘤鉴别。约 20% 的网状亚型肿瘤患者可出现雄激素相关表现，而在卵黄囊瘤患者中罕见。大体检查和镜下特征也有助于两者的鉴别。在卵黄囊瘤中可能存在其他类型的生殖细胞肿瘤、SALL4 或甲胎蛋白标志物(＋)、缺乏性索间质标志物的表达有助于明确诊断。②卵巢交界性浆液性肿瘤或子宫内膜样癌。临床上卵巢支持 - 间质细胞瘤更多见于年轻患者，常出现男性化症状；在组织形态学上可见典型的卵巢支持 - 间质细胞瘤生长模式，有助于两者的鉴别。③癌肉瘤。形态学难以区分时，免疫组织化学染色 EMA 和一种或多种性索标志物(＋)有助于网状亚型卵巢支持 - 间质细胞瘤的诊断。

九、最新进展及小结

由于卵巢支持 - 间质细胞瘤相对少见，临床表现缺乏特异性，组织学可表现为多种形态复杂的生长模式，术中冷冻切片诊断卵巢中、低分化支持 - 间质细胞瘤可能非常困难[7-8]。支持细胞和间质细胞的鉴定对于正确诊断至关重要。由于支持细胞对性索标志物 α-inhibin、calretinin、SF-1、WT1 和 FOXL2 及细胞角蛋白的免疫组织化学染色呈(＋)，而间质细胞通常显示 α-inhibin 和 Melan-A 表达，利用一组免疫组织化学染色有助于显示这两种类型的肿瘤细胞和明确诊断。约 20% 的卵巢支持 - 间质细胞瘤伴有异源性成分，对此类病例取材不足是发生误诊的潜在陷阱。此外，该肿瘤中支持和间质细胞或异源上皮细胞可分泌 AFP 并导致血清 AFP 水平升高，在临床工作中应注意与 AFP 阳性的卵巢生殖细胞肿瘤进行鉴别[9]。

高分期、高分级、网状亚型、异源性间叶性分化是提示卵巢支持 - 间质细胞瘤预后不良的临床病理学特征[1]。绝大多数病例为单发、FIGO 1 期，其中高分化肿瘤患者的生存率几乎为100%。然而与其他卵巢性索间质肿瘤相比，卵巢支持 - 间质细胞瘤倾向早期复发，以幼年和青年女性更为常见，可表现为全身多部位转移，其中腹膜是最常见的复发部位[10]。卵巢支持 - 间质细胞肿瘤中分为三个不同的亚型：*DICER1* 突变型(患者年龄较小，中低分化的肿瘤，网状或异源性成分)，*FOXL2* 突变型(绝经后患者，中 - 低分化肿瘤，无网状或异源性成分)和 *DICER1/FOXL2-* 野生型(患者年龄中等，无网状或异源性成分，一般分化良好)。手术联合辅助化疗是目前推荐的卵巢支持 - 间质细胞瘤治疗方案。

(陈　锐)

参考文献

［1］HANLEY K Z, MOSUNJAC M B. Practical review of ovarian sex cord-stromal tumors. Surg Pathol Clin, 2019, 12（2）: 587-620.

［2］YAMAMOTO S, SAKAI Y. Ovarian Sertoli-Leydig cell tumor with heterologous hepatocytes and a hepatocellular carcinomatous element. Int J Gynecol Pathol, 2019, 38（3）: 247-252.

［3］LIGGINS C A, MA L T, SCHLUMBRECHT M P. Sertoli-Leydig cell tumor of the ovary: a diagnostic dilemma. Gynecol Oncol Rep, 2016, 15: 16-19.

［4］YOUNG R H. Ovarian sex cord-stromal tumours and their mimics. Pathology, 2018, 50（1）: 5-15.

［5］SINGH C, AHMAD S, HAJJAR F M, et al. Poorly differentiated, ovarian Sertoli-Leydig cell tumor with heterologous rhabdomyosarcoma and glandular elements: diagnosis and management of a rare neoplasm. Gynecol Oncol Rep, 2018, 25: 70-73.

［6］KURMAN R J, Ellenson L H, Ronnett B M. Blaustein's Pathology of the Female Genital Tract. 7th ed. Cham, Switzerland: Springer Nature, 2019: 967-1124.

［7］BURRIS A, HIXSON C, SMITH N. Frozen section diagnostic pitfalls of Sertoli-Leydig cell tumor with heterologous elements. Case Rep Pathol, 2018: 5151082.

［8］ZUCKERMAN J E, MOATAMED N A. Sertoli-Leydig cell tumor of the ovary masquerading as a mucinous adenocarcinoma: a frozen section pitfall. Rare Tumors, 2017, 9（3）: 6861.

［9］STRUS M, RAJTAR-CIOSEK A, JACH R, et al. Ovarian Sertoli-Leydig cell tumour with α-fetoprotein-producing intestinal glandular cells. Clinical case and short review of basic literature. Pol J Pathol, 2019, 70（3）: 226-231.

［10］NEF J, HUBER D E. Ovarian Sertoli-Leydig cell tumours: a systematic review of relapsed cases. Eur J Obstet Gynecol Reprod Biol, 2021, 263: 261-274.

病例10

输卵管病变：输卵管浆液性上皮内癌

一、临床资料

患者，女，55岁，2020年4月出现下腹坠胀感，伴轻度下腹痛2月余，遂就诊。

二、影像学检查

超声显示：腹水；左附件囊实性包块，大小4.9cm×3.7cm×3.4cm，边界清，形态不规则。

PET/CT显示：①双附件囊实性肿物，代谢增高，考虑恶性；②腹膜多发条片影及软组织影，代谢增高，考虑转移。

三、细胞学检查

腹水细胞学：腺癌。

四、病理情况

双附件手术病理

1. **大体所见**　左附件：左输卵管长3cm，直径0.8～0.9cm，伞开，表、切面未见异常；卵巢已被灰白实性质硬肿物替代，大小5.5cm×4.5cm×4cm。右附件：右输卵管长5cm，直径0.5～0.8cm，伞开，表、切面未见异常；卵巢已被肿物替代，大小4cm×3.5cm×3cm，切面灰白实性质硬。盆腔腹膜及大网膜可见多发灰白实性质硬结节，直径0.3～2cm。

2. **卵巢肿瘤镜下表现**　卵巢肿物呈乳头状，伴有高级别核特征（图10-1）。

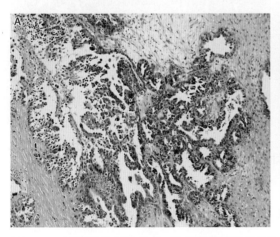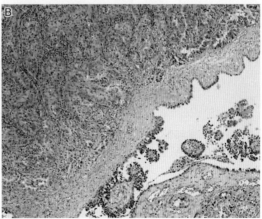

图10-1　卵巢肿物呈乳头状，伴有高级别核特征（HE染色，图A、B分别显示10×镜下不同的形态）

3. **卵巢肿瘤免疫组织化学染色**　p53 呈错义突变表达，Ki-67 指数升高（图 10-2）。

4. **输卵管病变镜下表现**　输卵管上皮可见乳头状突起，纤毛消失，多层结构出现，极向紊乱，细胞的核质比增大，核浓染（图 10-3）。

5. **输卵管病变免疫组织化学染色**　p53 呈错义突变表达，Ki-67 增殖指数约 50%（图 10-4）。

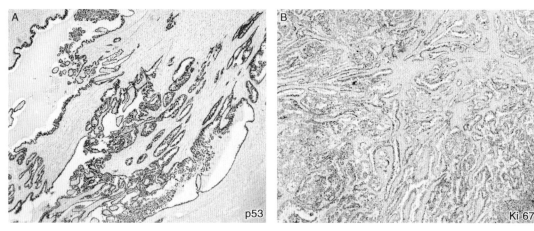

图 10-2　肿瘤免疫组织化学染色表达情况
A. p53 错义突变表达；B. Ki-67 增殖指数约 80%。

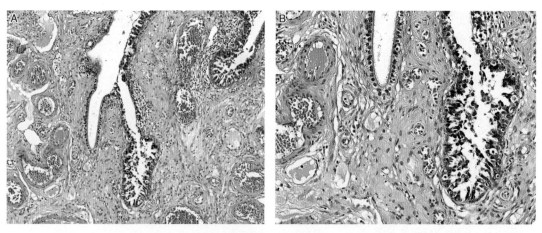

图 10-3　输卵管上皮可见乳头状突起，纤毛消失，多层结构出现，极向紊乱，细胞的核质比增大，核浓染（HE 染色，图 A、B 分别显示 10×、20× 镜下不同的形态）

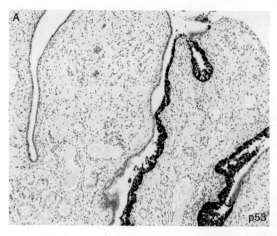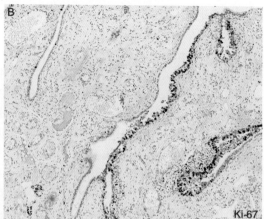

图 10-4　肿瘤免疫组化表达
A. p53 错义突变表达；B. Ki-67 增殖指数约 50%。

五、诊断思路

本例患者同时存在卵巢肿瘤及输卵管病变，结合卵巢肿瘤乳头状形态，核异型性明显，p53 突变表达及 Ki-67 指数升高，诊断为卵巢高级别浆液性癌。对于输卵管病变，结合其细胞异型性及结构异型性，p53 突变表达，Ki-67 指数升高，诊断为输卵管浆液性上皮内癌（serous tubal intraepithelial carcinoma，STIC）。

诊断：卵巢高级别浆液性癌；输卵管浆液性上皮内癌。

六、治疗及随访情况

术后进行浆液性癌的治疗，行紫杉醇脂质体＋卡铂静脉化疗 9 周期，又因疾病进展行多柔比星脂质体＋黏着斑激酶（focal adhesion kinase，FAK）＋抗 PD-L1 治疗 1 周期，后疾病进展，并出现肠梗阻。

七、诊断及鉴别诊断要点

（一）诊断要点

STIC 形态学表现为：①纤毛消失；②细胞核增大；③染色质不规则分布；④核仁显著；⑤核分裂象；⑥凋亡；⑦极性消失。p53 呈突变表达，错义突变或无义突变，Ki-67＞10%。形态学符合或怀疑为 STIC 病变，p53 呈突变表达，Ki-67＞10% 时诊断为 STIC[1]。

（二）鉴别诊断

1. **p53 特征（p53 signature）的输卵管上皮病变**　p53 特征多为意外发现，形态学没有异型性，但是 p53 存在突变，Ki-67＜10%。

2. **输卵管浆液性上皮内病变（serous tubal intraepithelial lesion，STIL）**　当形态学符合或怀疑为 STIC 病变，但是免疫组化中 p53 呈突变表达，Ki-67＞10% 这两条标准只符合一条时诊断 STIL；当形态学符合 STIC 病变，但是 p53 呈野生型并且 Ki-67＜10% 时也可诊断 STIL[1]。

3. **反应性改变**　反应性改变通常可见细胞核增大，但是通常没有纤毛消失，p53 呈野生型，Ki-67 通常不超过 10%。

八、最新进展及小结

卵巢浆液性癌可分为低级别和高级别浆液性癌，高级别浆液性癌的预后很差，占所有上皮性卵巢癌死亡人数的 70% 以上，病理学家和临床医生希望能更好地了解肿瘤发病机制从而做到对此疾病早期发现早期治疗。在 40%～60% 高级别浆液性癌和 5%～10% 乳腺癌相关基因（breast cancer-related gene，BRCA）病例，以及预防性切除标本中可以见到 STIC，且 STIC 只与高级别浆液性癌相关，与其他组织学类型的妇科肿瘤无关。另外，在 STIC 和并发的盆腔高级别浆液性癌（high-grade serous carcinoma，HGSC）中可以观察到相同的体细胞 TP53 突变，目前倾向认为 STIC 为高级别浆液性癌的前驱病变。此外，对基因表达谱的研究提示输卵管原发与卵巢高级别浆液性癌从基因表达角度无法鉴别，说明二者起源相似[2-3]，这个假说可以解释原发腹膜高级别浆液性癌的起源问题。但一个事实是，并非所有的高级别浆液性癌都与 STIC 相关。所以，目前有学者认为，两个候选部位（输卵管上皮和卵巢表面上皮）都可能有卵巢浆液性癌的起源细胞，并且发现起源细胞可能会影响其对化疗的反应。与卵巢表面上皮来源的肿瘤相比，输卵管上皮来源的肿瘤更可能对紫杉醇和卡铂敏感，具有统计学意义。

　　BRCA1 致病性突变患者发生卵巢癌的终生风险为 35%～46%。对于遗传性卵巢癌综合征患者，推荐进行降低风险的双侧附件切除术（risk-reducing bilateral salpingo-oophorectomy，rrBSO）。当对携带 BRCA1 或 BRCA2 突变的女性进行降低癌症风险的双侧附件切除术时，3.5%～5.5% 的患者会发现 STIC；在因良性疾病进行机会性输卵管切除术的女性或具有其他高风险家族史的女性中，0.6%～1.1% 的患者可能会发现 STIC。对于怀疑或已确诊的高级别浆液性癌，BRCA 胚系突变的输卵管预防性切除标本，如果大体没有发现输卵管病变，使用 SEE-FIM 取材方法可以极大增加前体病变及早期癌的检出率[4-5]。

　　当在一般女性人群中发现孤立的 STIC 时，应考虑完成手术分期（清洗、网膜切除术、定向活检、+/– 子宫切除术）及遗传综合征（BRCA1/2）的筛查。大约 4.5% 患有 STIC 及具有 BRCA1 或 BRCA2 突变的高危女性会发展为原发性腹膜癌，发展的中位时间为 4～6 年。虽然现有资料不支持对单纯 STIC 患者（无论腹腔灌洗结果为阳性还是阴性）进行常规辅助化疗，但应对每例患者进行仔细的临床风险评估，且治疗方法因人而异。如果是 STIC 阳性但腹腔灌洗结果阴性，通常选择保守治疗[6-7]。

（李丽红）

参考文献

［1］VISVANATHAN K，VANG R，SHAW P，et al. Diagnosis of serous tubal intraepithelial carcinoma based on morphologic and immunohistochemical features：a reproducibility study. Am J Surg Pathol，2011，35（12）：1766-1775.

［2］MESERVE E E K，BROUWER J，CRUM C P.Serous tubal intraepithelial neoplasia：the concept and its application. Mod Pathol，2017，30（5）：710-721.

［3］WU R C，WANG P，LIN S F，et al. Genomic landscape and evolutionary trajectories of ovarian cancer precursor lesions. J Pathol，2019，248（1）：41-50.

［4］SEMMEL D R，FOLKINS A K，HIRSCH M S，et al. Intercepting early pelvic serous carcinoma by routine pathological examination of the fimbria. Mod Pathol，2009，22（8）：985-988.

［5］EISEN A，REBBECK T R，WOOD W C，et al. Prophylactic surgery in women with a hereditary predisposition to breast and ovarian cancer. J Clin Oncol，2000，18（9）：1980-1995.

［6］CALLAHAN M J，CRUM C P，MEDEIROS F，et al. Primary fallopian tube malignancies in BRCA-positive women undergoing surgery for ovarian cancer risk reduction. J Clin Oncol，2007，25（25）：3985-3990.

［7］SATAGOPAN J M，BOYD J，KAUFF N D，et al. Ovarian cancer risk in Ashkenazi Jewish carriers of BRCA1 and BRCA2 mutations. Clin Cancer Res，2002，8（12）：3776-3781.

病例 11

卵巢中肾样腺癌

一、临床资料

患者，女，73岁，2021年4月体检发现盆腔肿物（直径约7cm），2021年5月复查超声提示盆腔肿物（直径约10cm）。患者无发热、腹痛，无阴道不规则出血，无尿频尿急，无便血。

二、影像学检查

计算机断层扫描（computed tomography，CT）提示：盆腔囊实性肿物，与子宫分界不清，最大截面约11.69cm×8.5cm，部分边界欠清，实性成分不规则，中度强化（图11-1）。

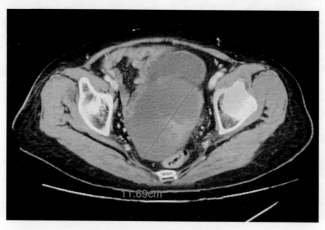

图 11-1　患者盆腔 CT：盆腔囊实性肿物，与子宫分界不清，绿色直线显示最大截面约11.6cm×8.5cm

三、实验室检查

癌胚抗原（carcinoembryonic antigen，CEA）、糖类抗原125（carbohydrate antigen 125，CA125）、糖类抗原19-9（carbohydrate antigen 19-9，CA19-9）均在正常范围。

四、病理情况

1. **大体所见**　左附件及肿物切除标本，卵巢大小7cm×4cm×3.5cm，切面大部分呈囊性，实性区范围5cm×2.5cm×2cm，切面灰黄，质稍硬；囊性区囊内壁厚0.2～0.4cm，尚光滑。输卵管长3cm，直径0.2～0.5cm，伞开。

2. **镜下表现**　肿瘤细胞排列主要呈乳头状及较规则的腺管状结构；可见由立方细胞或柱状细胞围成的管腔；管腔内可见浓稠嗜酸性分泌物；细胞排列拥挤重叠，细胞核内染色质浓聚或呈囊泡状，核形不规则（图11-2）。

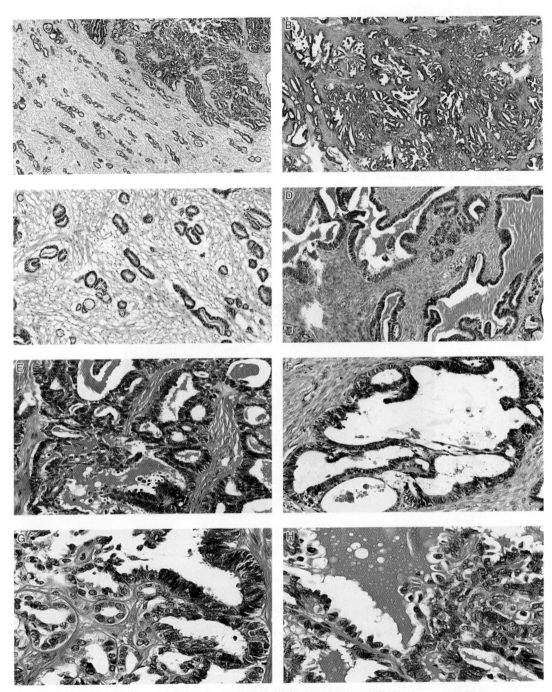

图 11-2　HE 染色。图 A、B 示 4× 镜下肿瘤细胞形成较为规则的腺管状结构及乳头状结构,部分区域结构拥挤;图 C、D 示 10× 镜下可见形成管腔的肿瘤细胞呈柱状,部分管腔成角或呈裂隙样;图 E、F 示 20× 镜下可见腺管密集,由立方细胞形成腔缘光滑的管腔;图 G、H 示 40× 镜下细胞核内染色质浓聚或呈囊泡状核,核形不规则,核仁不明显,似有顶浆分泌

3. **免疫组织化学染色**　阳性表达如下，HNF1β（3+），TTF-1（1+），CD10（腔+），GATA-3（灶+），PAX8（2+），vimentin（2+），p16（灶+），Ki-67（+，60%），p53（+，5%），MSH2（+），MSH6（+），PMS2（+），MLH1（+）；阴性结果如下，PR（−），ER（−），Napsin A（−），WT1（−）（图11-3）。

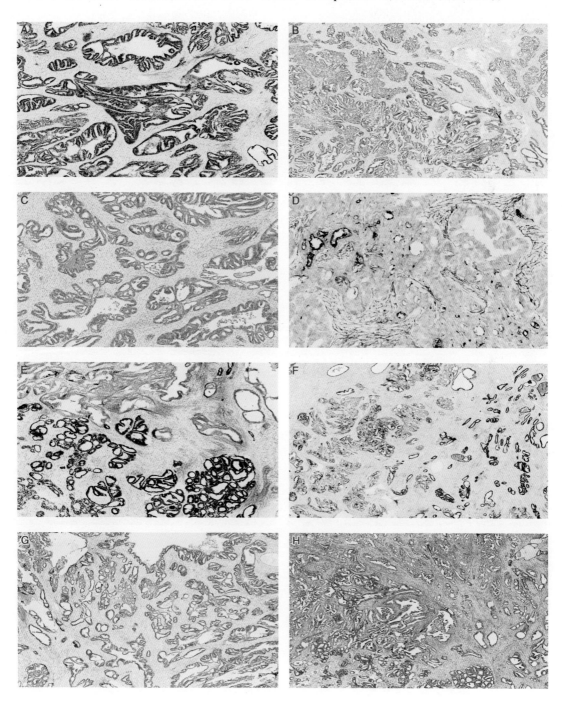

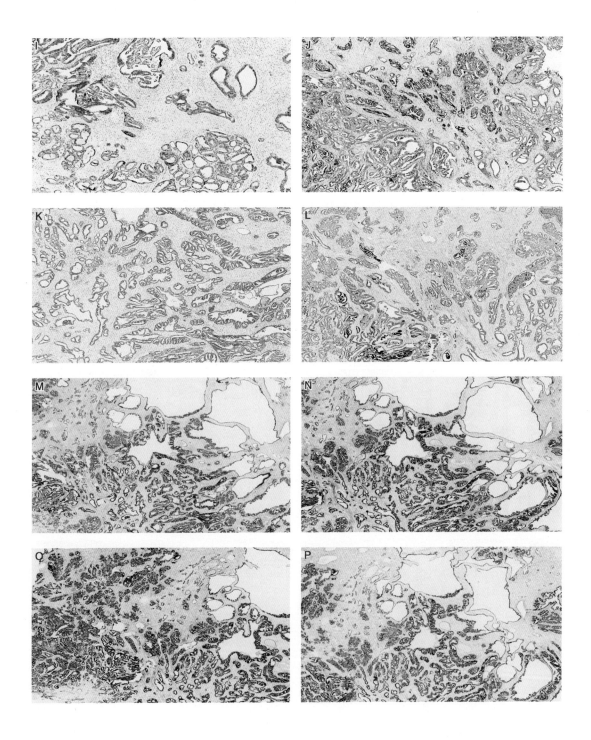

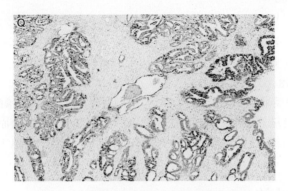

图 11-3　肿瘤免疫组织化学染色表达情况

A. HNF1β(3+); B. PR(−); C. ER(−); D. CD10(腔+); E. GATA-3(灶+);
F. PAX8(2+); G. Napsin A(−); H. vimentin(2+); I. p53(+, 5%); J. p16(灶+);
K. WT1(−); L. TTF-1(1+); M. PMS2(+); N. MLH1(+); O. MSH2(+);
P. MSH6(+); Q. Ki-67(+, 60%)。

五、诊断思路

本例患者因体检发现盆腔巨大肿物，无其他临床症状。手术切除标本显示肿物呈囊实性，实性区域切面灰黄，质稍硬，囊性区内壁尚光滑。低倍镜下可见肿瘤细胞形成较为规则的腺管状结构以及乳头状结构，部分区域结构拥挤。形成管腔的肿瘤细胞呈柱状，排列拥挤重叠，管腔内见嗜酸性分泌物，部分管腔成角或呈裂隙样。20 倍镜下细胞拥挤重叠更为明显，可以看到腺管密集，可见立方细胞形成的管腔，腔缘较为光滑。细胞核内染色质浓聚或呈囊泡状核，核形不规则，核仁不明显，似有顶浆分泌。根据形态结构，考虑的诊断包括子宫内膜样癌、透明细胞癌、浆液性癌及中肾样腺癌。根据免疫组化结果，ER、PR(−)初步排除子宫内膜样癌的诊断，同时 WT1(−)可以排除浆液性癌。虽然 HNF1β(+)，但 Napsin A 为(−)，故可以排除透明细胞癌。所以，综合免疫组化结果[CD10 腔缘(+)，TTF-1(+)S]及形态学特征，最终诊断为卵巢中肾样腺癌。

六、治疗及随访情况

术后患者行化疗，末次化疗时间为 2021 年 9 月 15 日。末次复诊时间为 2022 年 6 月 27 日，其间无复发、无转移。

七、诊断及鉴别诊断要点

（一）诊断要点

卵巢中肾样腺癌的临床症状表现为盆腔或腹腔疼痛，多见于绝经后妇女，目前发病原因不明。肿物常单侧发生，大小不等，切面呈实性或囊实性，灰白或黄褐色。镜下形态呈小管状、腺管状(裂隙样或成角样)、乳头状及实性等多种结构，腔内有嗜酸性胶样分泌物。细胞核拥挤，核内有稠密的染色质或囊泡状染色质。通常没有鳞状分化及黏液成分，常伴子宫内膜异位症。特征性的免疫组化为 GATA-3 和 TTF-1(+)，CD10 腔缘(+)，ER、PR、WT1 常为(−)，p53 常为野生型表达方式。HNF1β 有 50%(+)。

（二）鉴别诊断

1. 子宫内膜样癌　具有腺管分化，呈背靠背、筛状或乳头状排列；腺管衬覆复层柱状上皮细胞；常伴有鳞状上皮化生；常合并细胞透明化。免疫组化：ER、PR、CK 及 vimentin 常呈(+)；

WT1、Napsin A、GATA-3 及 p53 常呈（-）。

2. **浆液性癌**　低级别常形成丰富的各级乳头结构，砂粒体常见，核分裂象少见；高级别肿瘤细胞高度异型，多形成实性区域，核分裂象常见；呈破坏性、浸润性生长。免疫组化：ER 和 PR 呈（3+），p16、WT1、PAX8、p53 呈（+），GATA-3（-）。

3. **透明细胞癌**　呈管状、囊状、乳头状和实性片状结构；管腔内有嗜酸性分泌物；实性区由透明细胞（细胞质富含糖原）组成；囊管状、乳头状区由鞋钉样细胞（糖原丢失形成）组成；透明小体常见；可伴有林奇综合征。免疫组化：PAX8、Napsin A 及 HNF1β（+）；WT1、p16、ER 及 PR（-）。

八、最新进展及小结

第五版世界卫生组织（World Health Organization，WHO）分类中新增了卵巢中肾管样腺癌（mesonephric-like adenocarcinoma，MLA）。部分学者认为其起源于卵巢旁的中肾管残件；其他学者认为其可能由继发于苗勒氏上皮的中肾转化引起，因此产生了中肾样腺癌这一术语。肿瘤的形态学常与其他亚型有重叠，因此诊断 MLA 常常需要免疫组化辅助诊断。研究显示，表达 GATA-3 的肿瘤多于表达 TTF-1 的，且表达的细胞数量和强度均高于 TTF-1。但由于 GATA-3 表达可能是局灶性的，且罕见病例的 TTF-1 染色较 GATA-3 强，故提倡同时使用 GATA-3 和 TTF-1 来协助 MLA 的诊断。建议使用一组免疫组化标志物辅助诊断，包括 GATA-3、TTF-1、ER、PR、CD10 及 calretinin 等。过去认为 HNF1β 在透明细胞癌中高度敏感且特异，但近期实验结果表明，HNF1β 在中肾样腺癌中阳性率达 50%。实验结果表明 Napsin A 及 AMACR（P504S）在中肾样腺癌中呈（-）或灶（+），在透明细胞癌中表现为弥漫（3+）。因此在两者的鉴别中，Napsin A 及 AMACR（P504S）是优于 HNF1β 的。

中肾样腺癌是一种罕见且具有侵袭性的妇科恶性肿瘤，病因不明，具有较高的侵袭性及较高的复发率和远处转移率，多向肺部转移。中肾样腺癌比较典型的特征是较为规则的腺管状结构，管腔内可见嗜酸性胶样物。经典形态的透明细胞癌与中肾样腺癌并不难鉴别。当两者形态有重叠时，免疫组化是鉴别的"有力武器"。Napsin A 及 AMACR（P504S）在鉴别诊断中的应用价值高于 HNF1β。组合应用 HNF1β、Napsin A、AMACR、GATA-3、TTF-1、CD10、calretinin、ER、PR、PAX8 等标志物可以很好地进行诊断与鉴别诊断[1-5]。

（李璐媛）

参考文献

［1］MCCLUGGAGE W G, VOSMIKOVA H, LACO J. Ovarian combined low-grade serous and mesonephric-like adenocarcinoma: further evidence for a mullerian origin of mesonephric-like adenocarcinoma. Int J Gynecol Pathol, 2020, 39（1）: 84-92.

［2］EUSCHER E D, BASSETT R, DUOSE DY, et al. Mesonephric-like carcinoma of the endometrium: a subset of endometrial carcinoma with an aggressive behavior. Am J Surg Pathol, 2020, 44（4）: 429-443.

［3］PORS J, SEGURA S, CHENG A, et al. Napsin-A and AMACR are superior to HNF-1beta in distinguishing between mesonephric carcinomas and clear cell carcinomas of the gynecologic tract. Appl Immunohistochem Mol Morphol, 2020, 28（8）: 593-601.

［4］PORS J, SEGURA S, CHIU D S, et al. Clinicopathologic characteristics of mesonephric adenocarcinomas and mesonephric-like adenocarcinomas in the gynecologic tract: a multi-institutional study. Am J Surg Pathol, 2021, 45（4）: 498-506.

［5］LIN D I, SHAH N, TSE J Y, et al. Molecular profiling of mesonephric and mesonephric-like carcinomas of cervical, endometrial and ovarian origin. Gynecol Oncol Rep, 2020, 34: 100652.

病例 12

宫颈浸润性复层产黏液的癌

一、临床资料

患者，女，49 岁。主诉：阴道流血 1 月余，无腹胀、腹痛，无腰背部疼痛。临床诊断：考虑肿瘤性病变。既往未做过液基细胞学检查（liquid-based cyto-logy，LBC）+人乳头瘤病毒（human papilloma virus，HPV）宫颈癌筛查项目；无外院检查/治疗史。

二、妇科检查

外阴正常，阴道畅，宫颈外口见一不规则斑块性病变，面积约 1.6cm×1.5cm，有接触性出血，穹隆完整，子宫前位，大小正常，双侧宫旁无明显增厚，双侧附件未见明显异常。临床行宫颈活检。

三、大体检查

宫颈活检组织：灰白色碎组织一堆，大小 1.5cm×1cm×0.5cm，局部胶冻状。

四、病理检查

1. **镜下所示**　肿瘤细胞呈巢团状、片状浸润宫颈间质，周边细胞呈栅栏状排列，似基底细胞型鳞状细胞癌，瘤细胞圆形、卵圆形，细胞质丰富，似有黏液样的空泡，巢团内、外可见炎症细胞浸润及坏死，可见核分裂象及凋亡小体（图 12-1）。部分区域可见合并高级别鳞状上皮内病变（图 12-2）。

2. **免疫组织化学及特殊染色**　免疫组化阳性表达：p16、CEA、CK7、Ki-67（90%）阳性。免疫组化阴性表达：CK5/6（个别细胞阳性）、p40（瘤巢周围散在阳性）。特殊染色：黏液染色（PAS 阳性）（图 12-3）。

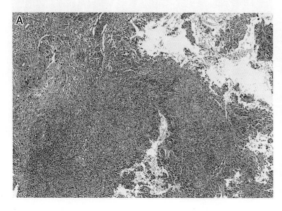
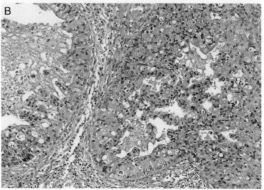

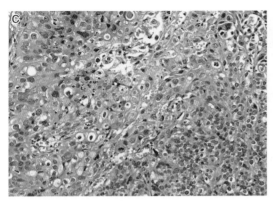
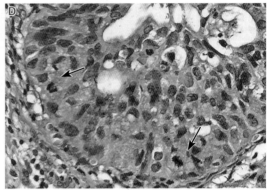

图 12-1 肿瘤细胞呈团巢状、片状浸润宫颈间质，周边细胞呈栅栏状似基底细胞型鳞状细胞癌样，腔内可见坏死，瘤细胞圆形、卵圆形，细胞质丰富似有黏液样的空泡；可见大量核分裂象（图 A～D 示 HE 染色，分别显示 4×、10×、20×、40× 镜下不同的形态）

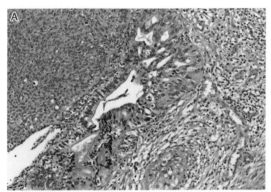
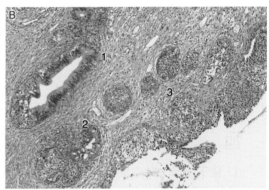

图 12-2 图 A 示浸润性复层产黏液的癌（invasive stratified mucin-producing carcinoma，ISMC）与高级别鳞状上皮内病变混合，右下是 ISMC，左上是高级别鳞状上皮内病变（HE 染色，20×）；图 B 示 1 为普通型原位腺癌，2 为 ISMC，3 为高级别鳞状上皮内病变（high-grade squamous intraepithelial lesion，HSIL）（HE 染色，10×）

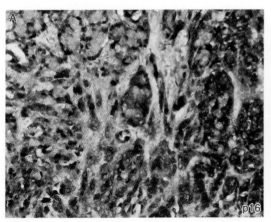
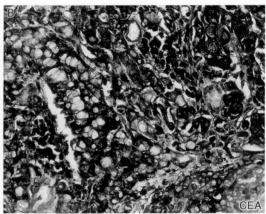

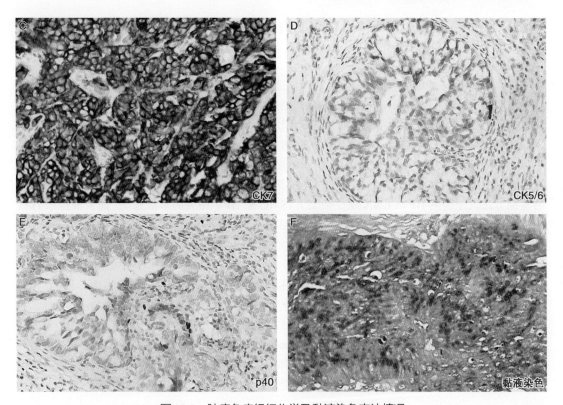

图 12-3　肿瘤免疫组织化学及黏液染色表达情况

图 A～F 示 p16、CEA、CK7 阳性表达，CK5/6（个别细胞阳性）、p40（瘤巢周围散在阳性）、黏液染色（PAS 阳性）。

五、诊断思路

本例初步诊断：①基底样鳞状细胞癌；②黏液表皮样癌；③腺鳞癌；④特殊类型腺癌。镜下肿瘤细胞主要呈团巢状浸润，偶可见腺样及筛孔状结构，肿瘤巢内可见数量不等的产黏液细胞（多寡不一），肿瘤巢内细胞呈抱团式镶嵌排列，多层、叠瓦状，周围呈栅栏状排列，部分肿瘤细胞和 / 或间质内可见数量不等的中性粒细胞浸润。免疫组化显示 CK5/6（个别细胞阳性）、p40（瘤巢周围散在阳性）。特殊染色：黏液染色（PAS 阳性）（图 12-3）。最终病理诊断：（宫颈）浸润性复层产黏液的癌（ISMC）。

六、ISMC 鉴别诊断

1. **基底样鳞状细胞癌**　形态学上与 ISMC 有许多相似之处，包括团巢状结构、周边肿瘤细胞栅栏状排列，但基底样鳞状细胞癌内无黏液细胞分化，无促结缔组织增生，核分裂象罕见，80% 以上病例伴有 HSIL。免疫组化标记物 p63、p40、p16 等为阳性，肿瘤细胞增殖指数 Ki-67 较低。

2. **黏液表皮样癌**　与原发于唾液腺的黏液表皮样癌类似，可发生于宫颈，罕见。在 2014 版 WHO 女性生殖器官肿瘤分类中并未将其单独列出，而是包括在腺鳞癌中。该肿瘤由三种特征性细胞表皮样细胞、黏液细胞和中间细胞组成，生长形态多样，一般无典型 ISMC 抱团式镶嵌排列的生长方式；黏液细胞常位于癌巢中央，为杯状细胞或印戒细胞，PAS 染色阳性，且 CEA 阳性，vimentin 阴性；基因检测提示 *CRTC1-MAML2* 基因融合。

3. **腺鳞癌**　腺鳞癌在形态学上有腺癌（腺腔样分化特征）和鳞癌（细胞间桥和角化珠结构）

的成分,而且分别表达腺上皮和鳞状上皮标志物,且每种肿瘤成分在 10% 以上。但在 ISMC 中,无单个细胞角化、细胞间桥和腺体形成,没有鳞癌和腺癌分化,p16 阳性,p63 和 p40 都是阴性或局灶阳性的。

4. **黏液腺癌印戒细胞亚型**　一种罕见类型腺癌。组织学特征为细胞质内含有一致的黏液,细胞质空泡,核受压偏位,p16 可阳性;ISMC 细胞中黏液含量是多寡不一的;此外,印戒细胞癌黏附性差,无团巢状、栅栏状结构,ISMC 多为团块状。

5. **浆液性癌及透明细胞癌**　国际上大多数妇科病理专家都认为宫颈很少发生原位浆液性癌和透明细胞癌,*p53* 突变和 HPV 阴性的宫颈浆液性癌极有可能同时起源于子宫内膜或附件浆液性癌。但是 ISMC 有微乳头状的结构及透明细胞形态,所以这里需要特别鉴别一下。最快捷的鉴别方法就是检测 HPV(RNA 原位杂交),ISMC 是 HPV 相关的黏液腺癌,而浆液性癌 HPV阴性。

七、预后及治疗

ISMC 预后的影响因素主要包括淋巴结转移、肿瘤大小、局部扩散与否、临床分期,其中临床分期是治疗的重要依据。肿瘤中 ISMC 成分所占比例可能与分期及预后有一定相关性。目前文献报道[5]ISMC 预后分析的最大样本量是 52 例,结果显示 ISMC 有更高的国际妇产科联盟(International Federation of Gynecology and Obstetrics, FIGO)分期,更频繁地表现出弥漫性破坏基质的侵袭性(Silva C 模式)及更高的复发率和病死率等特点。研究表明 ISMC 这种成分可能是影响预后的独立因子,ISMC 是一种潜在的侵袭性肿瘤,比其他 HPV 相关性腺癌类型的预后都要差。

目前,宫颈 ISMC 的治疗方式与普通型宫颈腺癌的治疗方式相似,主要采取手术切除与放疗、化疗相结合的综合治疗方式。由于目前宫颈 ISMC 病例的报道较少,病例资料有限,尚未发现针对 ISMC 亚型的精准治疗方式,规范的临床诊治管理途径仍待进一步研究。

八、最新进展及小结

1. **ISMC 癌前病变及形态学特点**　2000 年 Park 等[1]首次描述一种罕见的柱状上皮细胞宫颈肿瘤,它的形态学特征与高级别鳞状上皮内病变(HSIL)和原位腺癌(adenocarcinoma in situ,AIS)重叠,被认为是原位腺癌或原位腺鳞癌的一种变异形式。2014 版 WHO 女性生殖器官肿瘤分类将其归入宫颈原位腺癌的一种亚型,命名为宫颈产黏液的复层上皮内病变(stratified mucin-producing intraepithelial lesion,SMILE)。SMILE 的特点是混合形态,没有典型的腺体形成,类似于 HSIL,常与 HPV 感染相关的 HSIL 和 AIS 共存,与一些浸润性癌相关(腺鳞癌和鳞状细胞癌)。SMILE 由复层柱状上皮组成,在整个上皮内可见黏液空泡,细胞核深染,可见核分裂象和凋亡小体。p16 弥漫斑块状表达。ISMC 是新认识的一种罕见、具有独特组织学类型的宫颈浸润性癌,由 Lastra 等[2]在 2016 年首先命名并进行详细报道。其形态与 SMILE 相似,被认为是SMILE 的浸润形式,推测可能起源于高危型 HPV 感染期间宫颈移行带胚胎 / 储备细胞的转变分化,这种表型的可塑性导致该肿瘤在过去一直被归类为非黏液腺癌。2020 年第五版 WHO 子宫颈腺上皮肿瘤及癌前病变分类中,ISMC 被归类为 HPV 相关黏液腺癌中的一个亚型。ISMC 约占宫颈腺癌病例的 10%,占所有宫颈癌的不到 1%,是除了普通型和胃型宫颈腺癌的第三种最常见亚型。ISMC 淋巴结转移(33%)及局部复发率(25%)均高于普通型宫颈腺癌(分别为 12.2%和 8.8%)[3-4]。

ISMC 形态学谱广泛,既可以单纯形式发生,也可与普通型或黏液腺癌、腺鳞癌或神经内分泌癌混合发生,从而使其外观模糊不清,难以对肿瘤进行分类。混合型 ISMC 定义为

10%≤ISMC<90%[5]。单纯型 ISMC 镜下肿瘤细胞主要呈团巢状浸润,偶见腺样及筛孔状结构,肿瘤巢内可见数量不等的产黏液细胞(多寡不一),肿瘤巢内细胞呈抱团式镶嵌排列,多层、叠瓦状,周围呈栅栏状排列,部分肿瘤细胞和/或间质内可见数量不等的中性粒细胞浸润。

鉴于其可能起源于宫颈移行带的胚胎细胞,这些细胞保留了多向分化潜能,ISMC 表现出广泛的结构多样性,包括岛状、腺管状、实性、乳头状、小梁状、微乳头状和单细胞浸润结构。ISMC 的细胞外观也各不相同,可表现为黏液含量不同(丰富或缺乏)、透明细胞质、类组织细胞特征、"玻璃细胞"样特征、印戒样特征、奇异核非典型性、伴致密嗜酸性细胞质但缺乏细胞间桥和角化的"鳞状分化"样细胞形式[5]。上皮内中性粒细胞浸润、凋亡小体和明显的分裂象通常很容易识别。这些特征在诊断 ISMC 时很重要,因为其可能与其他肿瘤亚型相似。需要强调的一点是,并不是每个肿瘤都表现出所有的形态,但这些形态在不同的混合中都可以看到。

2. ISMC 免疫组织化学及分子特征　肿瘤细胞表达 p16、CK7、CEA 弥漫阳性,p53 突变型占 28.5%,个别病例有 C-erbB-2 过表达(12.5%)及 PD-1 不同程度表达[综合阳性分数(combined positive score,CPS)=30~100];p63、p40、CK5/6 阴性或瘤巢周边散在阳性,较少表达 PAX8。ISMC 患者中普遍存在高危 HPV 感染。分子特征方面,有文献[5]用 NGS 检测了 *ERBB2*、*ERBB3*、*KRAS*、*PIK3CA* 及 *GNAS* 五种基因,结果无特异性体细胞突变,ISMC 分子特征与其他宫颈腺癌相似。

ISMC 是最近报道的一种 HPV 相关的宫颈腺癌亚型,形态学谱较宽,与宫颈普通型腺癌相比,有更强的侵袭性和更差的分期。正确认识 ISMC 形态学谱对其诊断具有重要的意义。ISMC 分子谱系不均匀,p53 多表现为突变型表达;PD-1/PD-L1 免疫治疗可能适用于 ISMC 患者。

(裴笑月)

参考文献

[1] PARK J J, SUN D, QUADE B J, et al. Stratified mucin-producing intraepithelial lesions of the cervix: adenosquamous or columnar cell neoplasia? Am J Surg Pathol, 2000, 24(10): 1414-1419.

[2] LASTRA R R, PARK K J, SCHOOLMEESTER J K. Invasive stratified mucin producing carcinoma and stratified mucin-producing intraepithelial lesion (SMILE): 15 cases presenting a spectrum of cervical neoplasia with description of a distinctive variant of invasive adenocarcinoma. Am J Surg Pathol, 2016, 40 (2): 262-269.

[3] STOLNICU S, BOROS M, SEGURA S, et al. Invasive stratified mucinous carcinoma (iSMC) of the cervix often presents with high-risk features that are determinants of poor outcome: an international multicenter study. Am J Surg Pathol, 2020, 44(10): 1374-1380.

[4] STOLNICU S, SEGURA S, PARRA-HERRAN C, et al. Invasive stratified mucin-producing carcinoma (iSMC) of the cervix: a study on morphologic diversity. Am J Surg Pathol, 2020, 44(7): 873-880.

[5] STOLNICU S, BOROS M, SEGURA S, et al. Invasive stratified mucinous carcinoma (iSMC) of the cervix often presents with high-risk features that are determinants of poor outcome: an international multicenter study. Am J Surg Pathol, 2020, 4(10): 1374-1380.

病例13

内胚窦瘤性腺外卵黄囊瘤

一、临床资料

患者,男,55岁,主因"血清AFP进行性升高2年"入院。既往史:慢性乙型病毒性肝炎病史6年余,目前口服恩替卡韦片抗病毒治疗。

二、影像学检查

PET/CT检查:肝被膜外多发不规则低密度及稍低密度结节和肿物,伴摄取增高,最大标准摄取值(maximum standard uptake value, SUVmax)为8.7,大者约9.6cm×2.3cm,部分呈扁平状,部分凸向肝实质或腹腔。其中肝右后叶内缘外肿物贴邻十二指肠壁及右侧肾上腺,余腹膜、大网膜、肠系膜多发软组织密度结节及肿物,伴摄取增高,SUVmax为10.8,部分相互融合,大者截面约7.6cm×5.7cm,部分贴邻肠管。诊断:首先考虑恶性,原发与转移待鉴别。

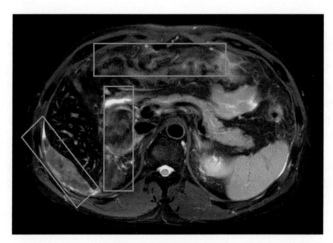

图13-1 患者胸腹部CT
肝被膜外多发不规则低密度及稍低密度结节及肿物(橙色框标记)。

三、实验室检查

血清学检查提示:甲胎蛋白(AFP)>484 000μg/L,血β-人绒毛膜促性腺激素<0.1U/ml。

四、病理情况

(一)腹腔穿刺组织病理

1. **肉眼所见** 灰白组织3条,长0.5~0.7cm,直径0.1cm。

2. **镜下表现**　低倍镜下肿瘤呈实性巢团状、假腺样排列，周围可见富于细胞的黏液样间质。高倍镜下肿瘤细胞为中等大小，细胞质透明至淡嗜酸性，细胞核呈圆形至卵圆形，较规则，核仁不明显，可见核内空泡，未见明确核分裂象及坏死（图 13-2）。

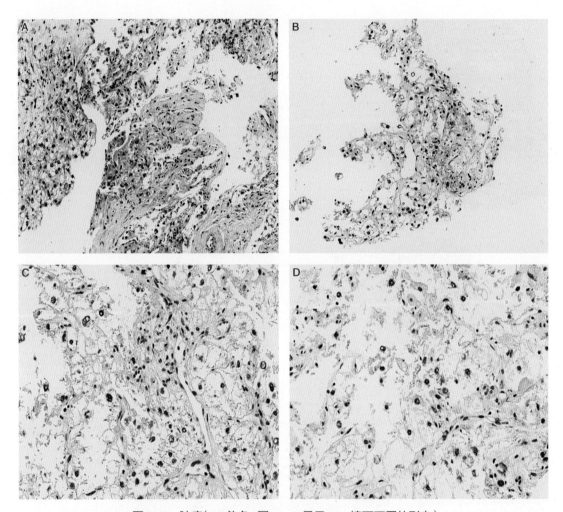

图 13-2　肿瘤（HE 染色，图 A～D 显示 10× 镜下不同的形态）

3. **腹腔穿刺组织免疫组织化学染色**　CK18（点灶阳性）、SALL4、AFP、GPC3、HepPar-1 阳性表达；Ki-67 增殖指数约 10%；CD117、OCT3/4、CD30、CK7、CK19、CD31 等阴性表达（图 13-3）。

（二）肝周穿刺组织病理

1. **大体所见**　灰白组织 2 条，长 0.5～0.6cm，直径 0.1cm。

2. **镜下表现**　低倍镜下肿瘤呈实性巢团状、假腺样排列。高倍镜下肿瘤细胞中等大小，细胞质透明至淡嗜酸性，细胞核呈圆形至卵圆形，较规则，核仁不明显，可见核内空泡，未见明确核分裂象及坏死（图 13-4）。

3. **肝周穿刺组织 IHC**　SALL4、AFP、GPC3、HepPar-1（个别细胞）、CK18（个别细胞）阳性表达，Ki-67 增殖指数约 15%；OCT3/4 呈阴性表达（图 13-5）。

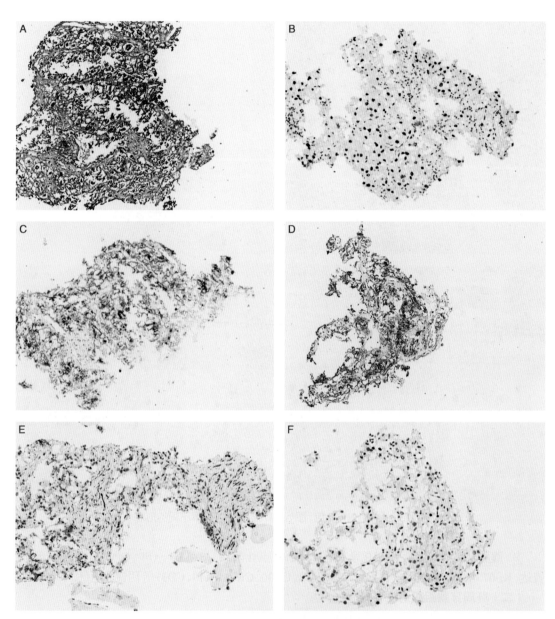

图 13-3　肿瘤免疫组化染色表达情况

图 A～F 分别显示 SALL4、AFP、GPC3、HepPar-1、CK18 阳性表达，Ki-67 增殖指数约 10%。

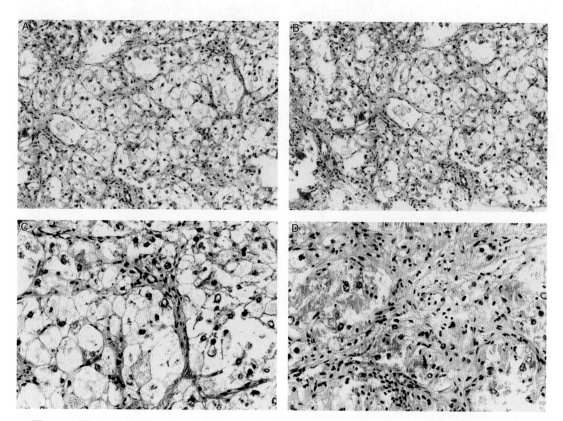

图 13-4　图 A～D 分别显示 4×、10×、20×、10× 镜下肿瘤细胞器官样排列，细胞质空亮，内可见黏液样胞质（HE 染色）

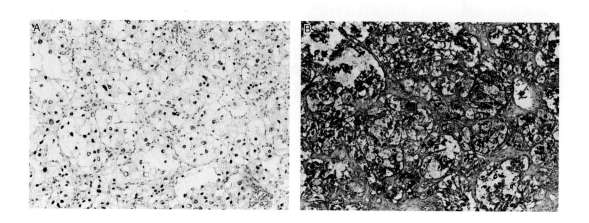

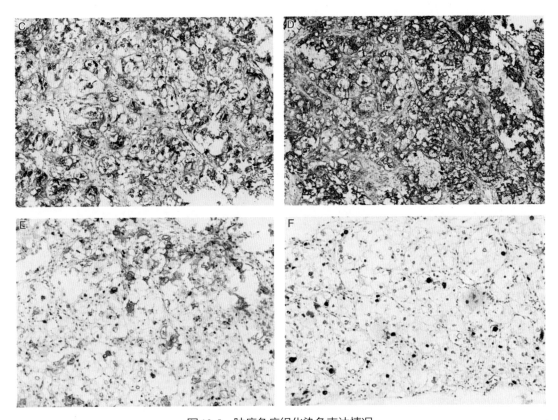

图 13-5　肿瘤免疫组化染色表达情况

图 A～F 分别显示 SALL4、AFP、GPC3、HepPar-1、CK18 强表达或点灶状表达，Ki-67 增殖指数约 15%。

五、诊断思路

本例患者以血清 AFP 进行性升高为首发表现，病变初期影像学检查表现不典型，可见肿瘤位于肝被膜外并丁腹腔内可见多个融合肿瘤存在。镜下肿瘤呈实性巢团状、假腺样排列，周围可见黏液样间质，肿瘤细胞中等大小，细胞质透明至淡嗜酸性，核圆形至卵圆形，较规则，核仁不明显，可见核内空泡，未见明确核分裂象及坏死。免疫组化肿瘤细胞表达胚胎性标志物 SALL4、GPC3、AFP、HepPar-1，Ki-67 阳性指数约 10%，而不表达 CD117、OCT3/4、CD30、CK7、CK19、CD31，因此除外胚胎性癌、精原细胞瘤。显著升高的血清 AFP、镜下的黏液样间质和未见腺样结构等特点，可除外伴肠母细胞分化的腺癌和转移性透明细胞肾细胞癌。

诊断：恶性肿瘤，结合免疫组化结果，首先考虑性腺外卵黄囊瘤。

六、治疗及随访情况

给予 BEP 方案（博来霉素＋依托泊苷＋顺铂）全身化疗 4 个疗程，治疗 1 个疗程后患者腹痛、腹胀症状即明显缓解。目前患者一般情况良好。

七、诊断及鉴别诊断

（一）诊断要点

卵黄囊瘤（yolk sac tumor）又称内胚窦瘤（endodermal sinus tumor），是一种在卵黄囊（胚外内胚层）发生的高度恶性生殖细胞肿瘤。该肿瘤好发于青少年及年轻女性，多见于卵巢、睾丸，也可发生于纵隔、骶前、后腹膜、胃底、阴道、松果体等处[1-2]，肝脏原发性卵黄囊瘤在成人中罕见。卵黄囊瘤临床多表现为腹部增大、疼痛、下腹部或盆腔肿块，血清 AFP 明显升高；可表现为多种内胚层分化模式（如原肠、间充质和次级卵黄囊）及其衍生物（肠、肝、肺）；常是单纯型，少数合并无性细胞瘤（混合性生殖细胞肿瘤）。影像学检查多为不均匀强化的巨大实性／囊性肿块，肿瘤内血管扩大，伴出血。肿瘤组织学常见网状／微囊状结构，也可呈迷路状或乳头状、内胚窦模式，肝样型、腺样型（肠型和子宫内膜样型）、实体型结构、多泡卵黄囊样模式、壁型模式（parietal pattern）、间充质样模式等较为少见。肿瘤间质呈疏松黏液样，可见基底膜样物质沉积，约 20% 病例可见内胚窦样结构（S-D 小体），有时可见嗜酸性小体。肿瘤细胞多为单层扁平或立方细胞，胞质淡染或透明，核染色质较深，具有不同程度异型性，核分裂象可见。免疫组织化学检查表达 AFP、CK、GPC3、SALL4、CDX2（显示肠型模式）、TTF-1（显示前肠上皮）及 HepPar-1（显示肝样模式），而不表达 OCT4、SOX2、D2-40、CD30、CD117 及 β-HCG[3-4]。

（二）鉴别诊断

主要包括三类疾病：肝细胞肝癌、其他类型生殖细胞肿瘤、转移性肿瘤：

1. **肝细胞肝癌**　特征是存在胆汁，肿瘤细胞可排列呈小梁状、实性巢状、假腺样、腺泡样结构，可有乳头状结构，IHC 表达 AFP、CK8/18、HepPar-1，SALL4 阴性或染色较弱。

2. **胚胎性癌**　肿瘤细胞排列呈巢状、片状、腺样或乳头状，常出现合体滋养细胞，IHC 表达 CK、CD30、OCT4、SALL4、GPC3。

3. **伴有肠母细胞分化的腺癌**　肿瘤细胞以乳头状、管状及实性巢团状结构为主，伴有透明胞质与胚胎肠上皮样形态，常有多种组织学形态混合存在，免疫组化胚胎性标记（AFP、GPC3、SALL4）至少一种阳性且阳性数量＞10%；多数患者血液中 AFP 并不高。

4. **透明细胞肾细胞癌**　肿瘤细胞透明，呈巢状、腺泡状排列，薄壁窦状血管构成网状间隔，IHC 表达 PAX8、PAX2、CD10、EMA，不表达原始生殖细胞免疫组化标志物。

八、最新进展及小结

性腺外卵黄囊瘤临床较为罕见，常见部位是中线结构，包括纵隔、腹膜后和骶区，镜下形态多样，血清 AFP 水平升高具有提示意义。性腺外卵黄囊瘤的发生假设包括原始生殖细胞的异常迁移或转化。李金航等[5]报道了 240 例性腺外生殖细胞肿瘤，其中 14 例为卵黄囊瘤，AFP 在卵黄囊瘤中阳性率为 92.8%，免疫组织化学 CK、GPC3、SALL-4、AFP 阳性，而 vimentin、CD117、CD30 阴性可以辅助诊断，p53 阳性提示病情进展较快，预后不良。Kolin 等[6]报道了 3 例发生于外阴的卵黄囊瘤，同时伴 SMARCB1 缺失，3 名患者均发生肿瘤的复发或远处转移。

卵黄囊瘤一般对化疗反应好，如果伴有体细胞肿瘤，则化疗反应较差。大多数报告的性腺外卵黄囊瘤病例是通过手术和化疗进行治疗，对于在就诊时患有无法切除的疾病者，可以选择针对生殖细胞肿瘤的 BEP 方案。经过全身化疗后，该患者腹痛、腹胀症状明显减轻，也进一步验证了诊断。

（文亚茹）

参考文献

［1］KURMAN R J, HEDRICK ELLENSON L, RONNETT B M. Blaustein's pathology of the female genital tract.6th ed.Berlin：Springer, 2011.

［2］WHO Classification of Tumours Editorial Board. WHO classification of tumours：female genital tumours. 5th ed. Lyon：IARC Press, 2020.

［3］CAO D, LI J, GUO C C, et al. SALL4 is a novel diagnostic marker for testicular germ cell tumors. Am J Surg Pathol, 2009, 33(7): 1065-1077.

［4］WHO Classification of Tumours Editorial Board. WHO classification of tumours of digestive system. Lyon：IARC Press, 2019.

［5］李金航, 曹晨, 封琳, 等. 240例性腺外生殖细胞肿瘤患者的临床病理特点和免疫组化分析. 解放军医学院学报, 2022, 43(9): 932-936.

［6］KOLIN D, KONSTANTINOPOULOS P A, CAMPOS S M, et al. Vulvar yolk sac tumors are somatically derived SMARCB1(INI-1)-Deficient neoplasms. The American Journal of Surgical Pathology, 2022, 46(2): 169-178.

病例 14

卵巢甲状腺肿类癌

一、临床资料

患者,女,40岁,2021年2月主因"腹胀1个月,发现盆腔肿物18天"入院。入院诊断:盆腔肿物性质待查。

既往史:无肝炎、结核等传染病史;无高血压、无糖尿病、无心脏病等慢性病史;无输血、外伤史;无药物、食物过敏史;预防接种史不详。

二、影像学检查

盆腔磁共振成像(magnetic resonance imaging,MRI)增强扫描显示:盆腔可见囊实性肿物,大小12.4cm×7.8cm,T_1WI呈低信号,T_2WI呈混杂高信号,弥散加权成像(diffusion weighted imaging,DWI)实性成分呈高信号;增强扫描实性成分可见明显不均匀强化,与左侧附件分界不清,考虑卵巢癌。

盆腔计算机断层扫描(computed tomography,CT)增强扫描显示:盆腔囊性、囊实性结节及肿物,大者直径约11cm,实性成分可见明显不均匀强化,与双侧附件关系密切,双侧卵巢正常结构显示不清,考虑卵巢癌;大量腹水,大网膜、腹膜、肠系膜增厚,多发片絮状软组织影,考虑为转移(图14-1)。

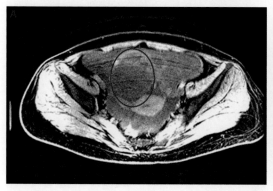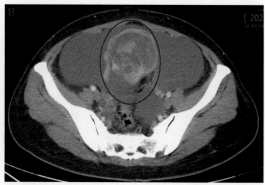

图14-1 患者盆腔MRI及CT

图A、B示盆腔内巨大不规则囊实性占位,实性部分明显不均匀强化,囊壁薄,强化不明显,囊性部分无强化(红色标记)。

三、实验室检查

血生化指标:谷草转氨酶37.5U/L(升高),总蛋白62.6g/L(下降)。肿瘤学指标:糖类抗原125(carbohydrate antigen 125,CA125)846.5U/ml。

四、病理情况

左卵巢肿物病理检查情况如下所示。

1. **大体所见** 肿物一枚，大小10cm×6.5cm×6cm，多切面切开，大部分呈实性，切面灰白灰红、质稍韧；部分呈多房囊性，其中一囊直径0.5cm，内容灰黄油脂样物，其余囊壁菲薄，内容清亮液，壁厚0.1～0.2cm。

2. **镜下表现** 低倍镜下肿瘤呈囊实性结构，肿瘤区域内可见皮肤及附属器，局灶呈腺样结构，腺腔内可见粉染嗜酸性物质；腺体周围可见条索状排列细胞，细胞呈卵圆形，细胞质稀少嗜酸，核圆形。另一个区域肿瘤细胞呈巢团状，细胞质透明、颗粒样，细胞核缺乏异型性（图14-2）。

3. **左卵巢肿物免疫组织化学染色** 选取包含不同区域的组织进行免疫组织化学染色。腺样结构及透明细胞结构区域可见AE1/AE3、TG、TTF-1、PAX8、PR、Ki-67（＜1%）阳性表达；条索状区域CD56、CgA、Syn阳性表达，inhibin、calretinin、estrogen receptor、ER、Melan-A、PTH等阴性表达（图14-3）。

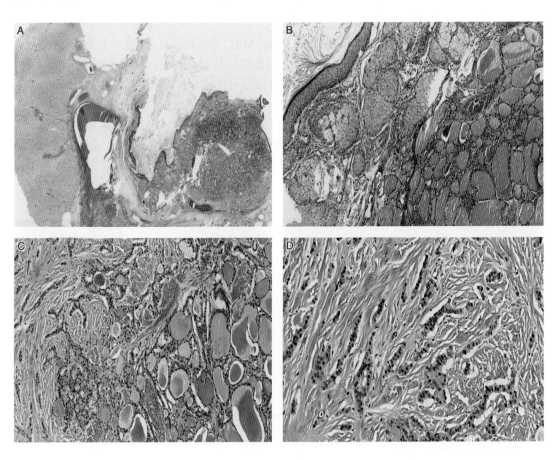

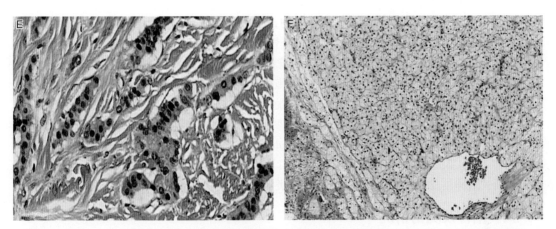

图 14-2　图 A 示肿瘤呈囊实性，肿瘤成分主要分为两个区域；图 B 示皮肤及附属器，局灶可见腺体结构，边缘呈滤泡样结构，腔内见嗜酸性物质；图 C～E 示腺体结构周围可见条索状肿瘤细胞，细胞呈卵圆形，细胞质稀少，核圆形，染色较深；图 F 示其他区域肿瘤细胞呈巢团状，细胞质透明，颗粒样，细胞核缺乏异型性（HE 染色，图 A～F 分别显示 1×、2×、4×、10×、40×、100× 镜下不同的形态）

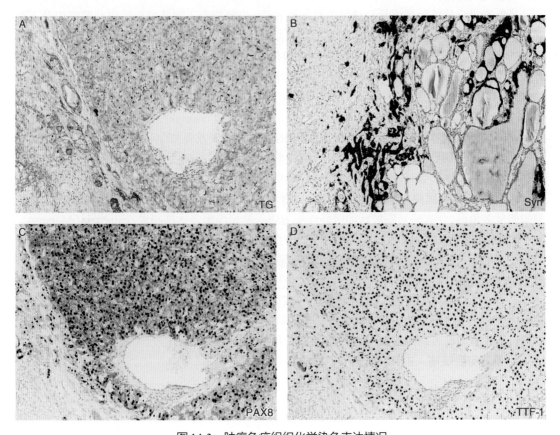

图 14-3　肿瘤免疫组织化学染色表达情况
图 A～D 示腺样结构及透明细胞结构区域表达 TG；条索状区域表达 Syn；上皮样、巢团状肿瘤区域表达 TTF-1、PAX8。

五、诊断思路

本例患者影像学检查发现盆腔囊实性肿物,大量腹水,大网膜、腹膜、肠系膜增厚,多发片絮状软组织影,考虑为转移(镜下病理证实为炎性增生纤维组织)。卵巢肿瘤部分区域为成熟囊性畸胎瘤成分,包括皮肤及附属器、存在正常滤泡的甲状腺组织。甲状腺滤泡上皮周围可见条索状排列肿瘤细胞,细胞呈圆形及卵圆形,细胞大小均等,染色质均匀,该肿瘤细胞表达 Syn、CgA。本例诊断的难点是肿瘤的另一个透明细胞生长区域,细胞呈巢状分布,弥漫透明样变,边界清楚,细胞质丰富、颗粒样,细胞核异型性不明显,边缘区局灶呈腺样甲状腺结构。透明细胞区域表达 TG、TTF-1、PAX8,不表达 inhibin、calretinin、ER、Melan-A、PTH,除外非特异性类固醇细胞瘤、卵泡膜细胞瘤、富于脂质支持(Sertoli)细胞瘤。

诊断:(左卵巢及肿物)切除,卵巢甲状腺肿类癌,其中甲状腺部分为透明细胞型甲状腺腺瘤。

六、治疗及随访情况

2022 年 8 月 18 日患者定期复查,无复发转移。

七、诊断及鉴别诊断要点

(一)诊断要点

虽然卵巢甲状腺肿类癌是少见的生殖细胞肿瘤,当肿瘤由正常或增生的甲状腺组织及正常滤泡上皮构成时临床诊断较容易。卵巢甲状腺滤泡大小从微滤泡至巨滤泡不等,腔内可见多少不等的嗜酸性胶质,也可呈实性或梁状结构,滤泡上皮可呈现多种形态,包括单层低柱状、立方状,也可出现嗜酸性、透亮细胞及黏液细胞。本例中,甲状腺滤泡上皮部分区形态典型,部分区呈弥漫的腺瘤样增生及透明样变,甲状腺标志物 TG、TTF-1、PAX8 等表达阳性,有助于诊断[1]。

(二)鉴别诊断

在卵巢甲状腺肿类癌的诊断中,本例类癌的形态学表现及免疫组化均较典型,诊断难点在于透明细胞样变性的甲状腺腺瘤诊断。这部分的鉴别主要包括四类疾病[2]:非特异性类固醇细胞瘤、卵泡膜细胞瘤、富于脂质支持细胞瘤、甲状旁腺腺瘤。

1. **非特异性类固醇细胞瘤**　肿瘤细胞弥漫分布,排列呈结节状、巢状、条索状或柱状。肿瘤细胞呈多角形,伴有略呈颗粒状的嗜酸性细胞质。肿瘤细胞表达抑制素、calretinin、Melan-A。

2. **卵泡膜细胞瘤**　肿瘤由中等大小到大的圆形细胞组成,细胞界限不清,细胞质淡染,典型呈片块状生长。嗜酸性玻璃样变性条带将肿瘤细胞分隔成片或巢。肿瘤细胞表达 SF-1、WT1 和 calretinin。

3. **富于脂质支持细胞瘤**　肿瘤呈结节状或弥漫性结构,呈现紧密排列的中空或实性管,细胞多为柱状至立方形细胞,细胞质内含中等到丰富脂质,淡染,细胞核呈圆形至卵圆形,伴有小的核仁。肿瘤细胞表达抑制素、calretinin、WT1 和 CD56。

4. **甲状旁腺腺瘤**　PTH 阳性,TG、TTF-1 阴性。

八、最新进展及小结

成熟囊性畸胎瘤是 10～30 岁女性最常见的卵巢肿瘤,占所有卵巢畸胎瘤的 95% 以上。多数成熟实性畸胎瘤发生于单侧,双侧占 10%～17%。成熟畸胎瘤含有分化成熟的成分,包括源自外胚层(如皮肤、毛囊、皮脂腺)、中胚层(如肌肉、泌尿系统)和内胚层(如肺、消化道)的组织。这种囊性畸胎瘤形成的机制可能是因为减数分裂 Ⅱ 失败或减数分裂前细胞减数分裂 Ⅰ 失败[3]。

成熟囊性畸胎瘤几乎总是良性，进展为（体细胞）恶性肿瘤的概率为 0.2%～2%。成熟囊性畸胎瘤发生恶变的危险因素包括年龄大于 45 岁（恶性畸胎瘤患者平均年龄 50 岁，而良性畸胎瘤患者平均年龄 33 岁）、肿瘤直径大于 10cm、生长迅速、影像学特征性表现（如多普勒超声提示肿瘤内血流低阻力等）。虽然成熟囊性畸胎瘤的任何成分均可能发生恶变，但最常见的继发性肿瘤是来自外胚层的鳞状细胞癌。其他可能的恶性肿瘤包括（并不仅限于）基底细胞癌、黑色素瘤、腺癌、肉瘤、甲状腺癌。当畸胎瘤内已发生恶变时，治疗必须根据转化的组织学类型进行调整[4-5]。

特异性或单胚层畸胎瘤是罕见的需要注意的畸胎瘤亚型，主要由一种成熟的组织学细胞类型构成。其中最常见的类型是卵巢甲状腺肿和类癌（类癌是一种分化良好的神经内分泌瘤）。通常单侧卵巢受累，但也可能存在双侧卵巢畸胎瘤。二者合并的卵巢甲状腺肿类癌更为罕见，发病率占所有卵巢肿瘤的 0.3%～1%，占成熟畸胎瘤的 3%，同时也可以与畸胎瘤、黏液囊腺瘤及 Brenner 瘤混合发生[3-4]。卵巢甲状腺肿类癌的特征是甲状腺组织和类癌的混合性生长，其中甲状腺组织多为正常的甲状腺成分，甲状腺乳头状癌或滤泡癌罕见。甲状腺肿瘤中的透明细胞主要有两种形式：气球状细胞和印戒细胞。滤泡性腺瘤中的气球状细胞改变是罕见的，显示透明细胞变化的甲状腺病变对细胞学和活检诊断构成了挑战。其他具有透明细胞变化的病症包括甲状腺异位甲状旁腺、激素异常性甲状腺肿、桥本甲状腺炎和结节性增生的透明样变等，可通过不同的免疫组化方式及形态特点进行鉴别。类癌成分可逐渐浸润甲状腺组织并取代滤泡上皮细胞，引发机体产生神经内分泌相关症状[6]。

卵巢甲状腺肿类癌总体预后较好，大部分通过手术切除后预后好，少数发生转移。回顾文献发现不同分期的卵巢甲状腺肿类癌预后不同，对不同分期的卵巢原发类癌进行预后随访发现，Ⅰ期类癌患者 10 年生存率为 100%，而Ⅲ或Ⅳ期类癌患者的 5 年生存率只有 33%，中位生存期仅为 1.2 年。卵巢甲状腺肿类癌也可以发生乳腺和骨的多发转移，肿瘤多处凝固性坏死，核分裂象多，核有异型性及 β-catenin 核阳性提示肿瘤具有低度恶性潜能，临床均需密切临床随访[1]。

（王晓军）

参考文献

[1] SZYFELBEIN W M, YOUNG R H, SCULLY R E. Struma ovarii simulating ovarian tumors of other types. A report of 30 cases. Am J Surg Pathol, 1995, 19(1): 21-29.

[2] STERNBERG S. Diagnostic Surgical Pathology. 3rd ed. Philadelphia: Lippincott Williams & Wilkins, 2017: 2366-2368.

[3] AYHAN A, BUKULMEZ O, GENC C, et al. Mature cystic teratomas of the ovary: case series from one institution over 34 years. Eur J Obstet Gynecol Reprod Biol, 2000, 88(2): 153-157.

[4] SMITH H O, BERWICK M, VERSCHRAEGEN C F, et al. Incidence and survival rates for female malignant germ cell tumors. Obstet Gynecol, 2006, 107(5): 1075-1085.

[5] HACKETHAL A, BRUEGGMANN D, BOHLMANN M K, et al. Squamous-cell carcinoma in mature cystic teratoma of the ovary: systematic review and analysis of published data. Lancet Oncol, 2008, 9(12): 1173-1180.

[6] VAL-BERNAL J F, MARTINO M. Clear cell change in follicular adenoma of the thyroid: a diagnostic challenge. Rom J Morphol Embryol, 2020, 61(1): 219-226.

病例15

卵巢环状小管性索肿瘤

一、临床资料

患者,女,14岁,2021年3月因"腹痛1周,发现腹盆腔肿物2天"就诊。患者无诱因出现持续性腹部绞痛1周,伴腹胀、胸闷、气短,无发热,无恶心、呕吐等不适。发病以来体重下降4kg。入院诊断:腹盆腔肿物性质待查(卵巢生殖细胞肿瘤可能性大)。

患者既往史无特殊,无家族性肿瘤性遗传病史。

二、影像学检查

超声检查:腹盆腔囊实性肿物,边界清,形态规整,以实性为主,囊性部分见分隔,上达剑突下,两侧达腋前线。

腹、盆腔CT:①腹盆腔肿物18.9cm×8.5cm,倾向附件来源可能,无性细胞瘤可能性大;②髂血管旁及腹膜后结节,淋巴结可能;③盆腔少量积液(图15-1)。

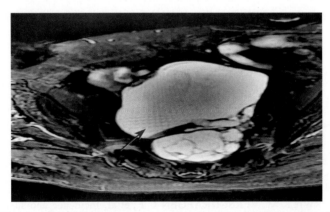

图15-1 腹盆腔肿物18.9cm×8.5cm(红箭所示),倾向附件来源可能

三、实验室检查

肿瘤标志物:糖类抗原125(carbohydrate antigen 125,CA125)42.61U/ml,神经元特异性烯醇化酶(neuron specific enolase,NSE)84.29μg/L。

四、术中所见及术中冰冻切片诊断

1. **大体所见** 左卵巢大小约2.0cm×1.0cm×1.0cm,表面光滑。右卵巢未见正常卵巢结构,体积明显增大,最大径约25cm,囊实性、包膜完整,与部分大网膜相连。腹主动脉旁、右侧闭孔、髂内、髂外、髂总及骶前淋巴结串珠样肿大,融合质软,表面血管迂曲,最大径约4cm。

2. 冰冻切片如图 15-2 所示。

3. **术中冰冻切片**　（右卵巢）性索间质细胞肿瘤，主要呈环状小管性索肿瘤形态。

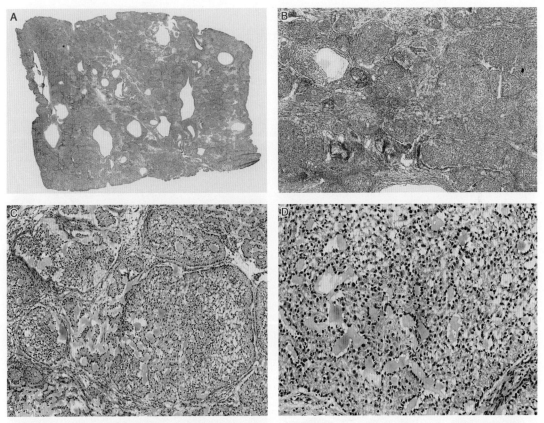

图 15-2　肿瘤由圆形或卵圆形的肿瘤细胞灶构成，上皮巢内可见环状小管样结构，管腔内含嗜酸性透明物，胞核沿小管外周呈栅栏状排列

图 A 示卵巢肿瘤冰冻切片苏木精 - 伊红染色（hematoxylin and eosin staining，HE 染色）低倍全景图；

图 B～D 示卵巢肿瘤冰冻切片 HE 染色，显示 40×，100×，200× 镜下形态。

五、病理情况

1. **大体所见**　右侧附件：卵巢区可见肿物，大小 27cm×18cm×16cm，切面实性、灰黄、质稍韧，局部细腻，伴出血坏死；局部呈囊性，囊性区约占 2%，囊内壁光滑。肿物周围见输卵管一段，长 14cm，直径 0.9cm，伞端开放，与肿物粘连。网膜大小 13cm×7cm×2cm，多切面切开未触及明确结节。淋巴结数枚，直径 0.5～3cm。

2. **镜下表现**　肿瘤典型表现为界限相对清楚的圆形或卵圆形上皮巢。上皮巢内可见由单层柱状细胞构成的环状小管，细胞核规整、圆形，位于基底部，偶有核沟，核分裂象罕见；胞质较丰富，淡染并呈空泡状或颗粒状，环状小管内可见嗜酸性透明物（PAS+），间质为卵巢间质（图 15-3）。

3. **淋巴结内转移肿瘤细胞**　主要位于淋巴窦（图 15-4）。

4. **免疫组织化学染色（图 15-5）**　AE1/AE3（2+），vimentin（2+），inhibin（3+），calretinin（2+），WT1（3+），PR（1+），Ki-67（10%+）。

CK7（-），EMA（-），ER（-），AFP（-），CD56（-），Syn（-），CgA（-），TTF-1（-）。

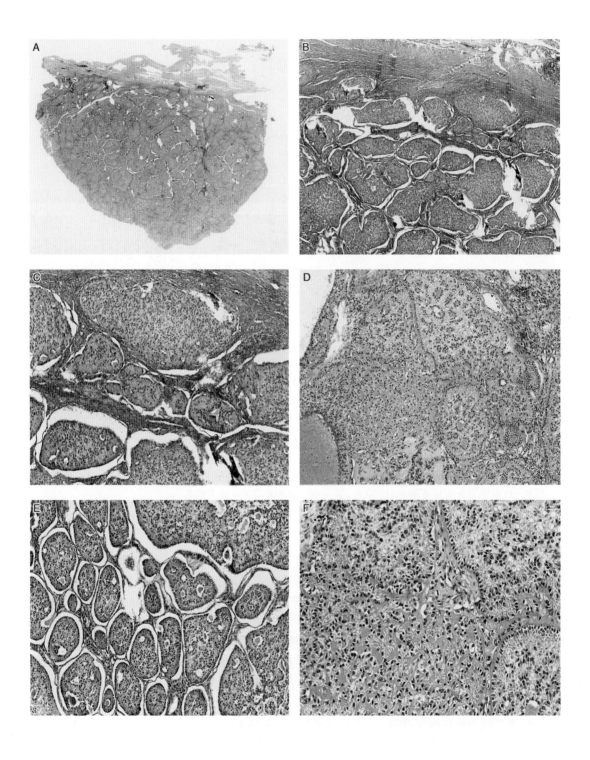

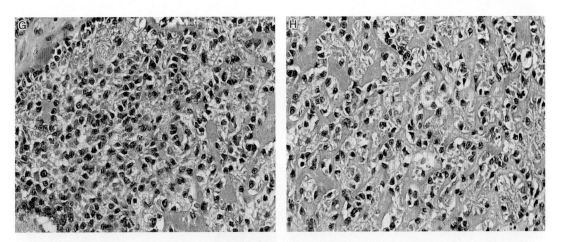

图 15-3　肿瘤典型表现为界限相对清楚的圆形或卵圆形上皮巢；上皮巢内可见由单层柱状细胞构成的环状小管，细胞核规整、圆形，位于基底部，偶有核沟，核分裂象罕见，胞质较丰富，淡染并成空泡状或颗粒状，环状小管内可见嗜酸性透明物（PAS+），间质为卵巢间质
图 A 示卵巢肿瘤石蜡切片 HE 染色低倍全景图；图 B 示卵巢肿瘤石蜡切片 HE 染色，显示 40× 镜下形态；图 C～H 示卵巢肿瘤石蜡切片 HE 染色，显示 100×、100×、100×、200×、400×、400× 镜下形态。

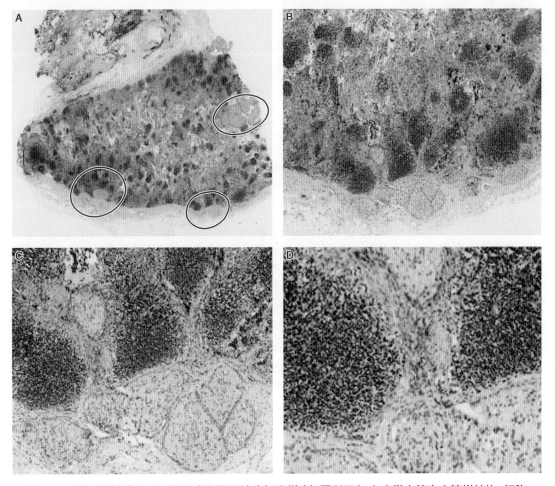

图 15-4　淋巴结被膜下可见圆形或卵圆形肿瘤细胞巢（红圈所示），上皮巢大管套小管样结构，细胞形态似支持细胞（图 A～D 示淋巴结切片 HE 染色，显示低倍全景图、40×、100×、200× 镜下形态）

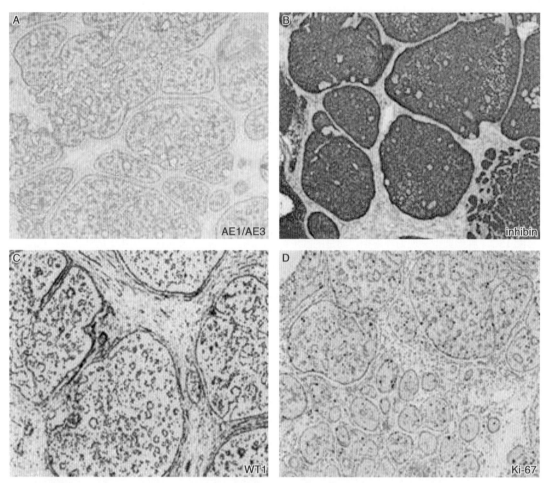

图 15-5　免疫组织化学染色结果

A. AE1/AE3 阳性表达；B. inhibin 阳性表达；C. WT1 阳性表达；D. Ki-67 约 10%。

六、诊断思路

肿瘤由界限相对清楚的圆形或卵圆形上皮巢构成，上皮巢由简单环状小管组成，小管周围绕着透明基底膜样物质（PAS+），小管也可以相互吻合。低倍镜下可见大管套小管的生长结构，中央可见围绕的透明基底膜样物质；高倍镜下可见外层（大管）细胞呈离心性排列，内层（小管）细胞核呈向心性排列，管腔内可见嗜酸性透明小体，上皮细胞胞质较丰富、淡染、空泡状，肿瘤细胞形态温和似支持细胞，偶见核沟，核分裂象少见。上皮巢之间可见纤维间质。免疫组化肿瘤细胞通常对 calretinin、inhibin、WT1 较特异，CK 可能（-），EMA 及 CD10 为（-）。

诊断：（右附件及肿物）卵巢性索间质肿瘤，形态符合环状小管性索肿瘤，伴出血及坏死。可见多灶脉管瘤栓，肿瘤未累及输卵管黏膜及网膜组织。淋巴结转移性肿瘤（20/55 枚）。结合患者家族史和临床病史，符合不伴有波伊茨 - 耶格综合征（P-J 综合征）的环状小管性索肿瘤。

七、治疗及随访情况

患者回当地治疗，于 2020 年 8 月来本院复诊，未遵医嘱完善相关化验、检查，后续随访失联。

八、诊断及鉴别诊断要点

（一）诊断要点

不伴有波伊茨 - 耶格综合征的环状小管性索肿瘤发病相对年轻，大多数患者可能出现月经不规律、外周性性早熟等。低倍镜下肿瘤可见由简单或复杂的大管套小管样结构组成的上皮巢，呈圆形或卵圆形；高倍镜下肿瘤细胞核向心性生长呈花环状排列，其内含有嗜酸性透明物质（PAS+）。

（二）鉴别诊断

1. 高分化支持 - 间质细胞瘤（Sertoli-Leydig cell tumor）　支持细胞（Sertoli cell）形成较多开放或实性小管成分，细胞异型性小，分裂象罕见。在纤细的纤维间隔中可见小片或条索状、单个间质细胞（Leydig cell）[1]。

2. 颗粒细胞瘤　肿瘤可有多种生长模式，以弥漫性生长模式最常见，也可为索状、小梁状、岛状、微滤泡模式。少见的生长模式还包括脑回状和绸缎状、大滤泡状、肉瘤样模式等[2]。存在数量不等的纤维瘤或膜囊性基质。肿瘤细胞核呈圆形或椭圆形，核膜不规则，可见核沟形成，细胞质稀少，可形成 Call-Exner 小体[3]。

3. 性腺母细胞瘤　肿瘤由女性性索间质肿瘤成分（成人或幼年型颗粒细胞瘤）和男性性索间质肿瘤成分［支持细胞瘤或支持 - 间质细胞瘤（Sertoli-Leydig cell tumor, SLCT）］两种成分组成。最常见的组合是以 SLCT 成分为主，伴较少量幼年型青少年颗粒细胞瘤成分[4]。

九、最新进展及小结

环状小管性索肿瘤（sex cord tumor with annular tubule, SCTAT）是一种相对罕见的卵巢肿瘤，通常与波伊茨 - 耶格综合征（Peutz-Jeghers syndrome, PJS）有综合征相关性[5]。这种罕见肿瘤描述的其他肿瘤包括宫颈恶性腺瘤、特纳综合征、无性细胞瘤、性腺母细胞瘤、子宫内膜癌和输卵管子宫内膜异位症等[6]。SCTAT 是一种独特的卵巢肿瘤，其主要成分的形态学特征介于颗粒细胞瘤和支持细胞瘤之间，可能局灶性分化为颗粒细胞或支持细胞肿瘤[7]。在超微结构上，在一些支持细胞起源的肿瘤中存在 Charcot-Bottcher 细丝，而在一些肿瘤中则不存在。因此有人提出，与 PJS 相关的 SCTAT 是错构瘤，而与 PJS 无关的是颗粒细胞瘤[8]。

在各种 SCTAT 系列研究中报告的大多数患者都处于育龄年龄组，儿科病例报道罕见[9]。SCTAT 的临床表现主要是雌激素 - 孕激素分泌的相关症状，如月经过多、绝经后出血、性早熟和不育，因此通常比卵巢上皮性肿瘤的发现和诊断早。SCTAT 与 PJS 有很强的关联性，因此可以大致分为伴 PJS 和不伴 PJS 的 SCTAT。与 PJS 相关的 SCTAT 通常是良性的、多灶性的、双侧的、非常小的，甚至是微小的尺寸和钙化；非 PJS 相关的通常是单边的、尺寸更大[2,8]，并且通常分泌雌激素和孕酮。这些患者的确切行为和长期预后几乎未知，因此目前的管理指南可用的文献很少，这表明应在这些患者中尝试单独手术并保留生育能力。20% 的非 PJS 相关的 SCTAT 发生恶性肿瘤和远处转移，这些肿瘤被认为是低恶性潜能的肿瘤。SCTAT 患者的整体管理策略可以根据颗粒细胞瘤的管理进行推广[8-9]。本例中，没有发现 PJS 的特征，进行了单侧卵巢切除术并切除了腹膜和盆腔淋巴结，可见淋巴结的广泛转移。

环状小管性索肿瘤相对少见，肿瘤由界限相对清楚的圆形或卵圆形上皮巢构成，上皮巢由简单的环状小管组成，小管周围绕着透明基底膜样物质。区分是否与 PJS 相关对判断预后、遗传性肿瘤筛查与预防都十分关键。此外，还应关注有无特征性临床表现、家族史和 *STK11* 基因胚系突变。

（赵中厚）

参考文献

[1] WHO Classification of Tumours Editorial Board. WHO classification of tumours series：female genital tumours. 5th ed. Lyon：International Agency for Research on Cancer，2020.

[2] GARG K，KARNEZIS A N，RABBAN J T. Uncommon hereditary gynaecological tumour syndromes：pathological features in tumours that may predict risk for a germline mutation. Pathology，2018，50(2)：238-256.

[3] DESOUKI M M. Sex cord-stromal tumors of the ovary：gynecologic and obstetric pathology. Singapore：Springer，2017.

[4] QIAN Q，YOU Y，YANG J，et al. Management and prognosis of patients with ovarian sex cord tumor with annular tubules：a retrospective study. BMC cancer，2015，15(1)：270.

[5] GIBBON D G. Conservative management of sex cord tumors with annular tubules of the ovaryin women with Peutz-Jeghers syndrome. J Pediatr Hematol Oncol，2005，27(11)：630-632.

[6] HAN Y，LI S，WU L，et al. Non-Peutz-Jeghers syndrome-associated ovarian sex cord tumor with annular tubules：report of a malignant case. J Obstet Gynaecol Res，2016，42(2)：224-227.

[7] KALIFAT R，DE BRUX J. Ovarian sex cord tumor with annular tubules：an ultrastructural study. Int J Gynecol Pathol，1987，6(4)：380-388.

[8] NOSOV V，PARK S，RAO J，et al. Non-Peutz-Jeghers syndrome associated ovarian sex cord tumor with annular tubules：a case report. Fertility and Sterility，2009，92(4)：1497.e5-1497；e8.

[9] ISHIKAWA H，KIYOKAWA T，TAKATANI T，et al. Giant multilocular sex cord tumor with annular tubules associated with precocious puberty. Am J Obstet Gynecol，2012，206(1)：e14-e16.

病例 16

卵巢未分化癌

一、临床资料

患者,女,47岁,2022年8月于当地医院行泌尿系统、妇科检查时超声示:右侧附件区不均质等回声团块,盆腔积液,遂到上级医院就诊。

二、影像学检查

腹盆腔计算机断层扫描(computed tomography,CT)显示:子宫上方层面偏右侧可见类圆形肿块影,界清,考虑右侧卵巢来源,详见图16-1。

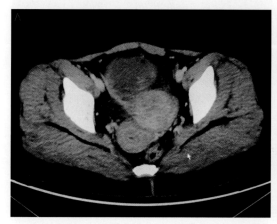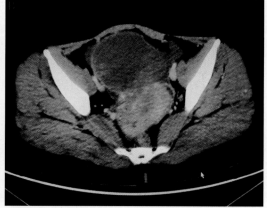

图16-1　CT图像

A.软组织窗增强静脉期示子宫上方层面偏右侧可见类圆形肿块影;B.肿块边界清楚,呈囊实性。

三、实验室检查

糖类抗原125(carbohydrate antigen 125,CA125)升高,89.10U/ml(参考区间:0～35U/ml)。其他未见异常:癌胚抗原(carcinoembryonic antigen,CEA)0.06μg/L(参考区间:0～3μg/L);糖类抗原19-9(carbohydrate antigen 19-9,CA19-9)12.55U/ml(参考区间:0～37U/ml);糖类抗原72-4(carbohydrate antigen 72-4,CA72-4)1.88U/ml(参考区间:0～10U/ml);甲胎蛋白(alpha-fetoprotein,AFP)4.72μg/L(参考区间:0～15μg/L);人附睾蛋白4(human epididymis protein 4,HE4)50.82pmol/L(参考区间:0～80pmol/L)。

四、病理情况

1. **大体所见**　右附件:输卵管一段,长6cm,直径约0.5cm,伞端存在;卵巢大小9cm×8cm×3.5cm,临床已打开,切面被一肿瘤取代,肿瘤囊实性,各切面灰黄、灰红,质脆。

2. **镜下表现**　肿瘤细胞呈巢片状、梁索状生长,部分区域间质黏液样变伴坏死,肿瘤细胞呈卵圆形、边界不清,核大而不规则,部分染色质呈空泡状,核仁明显,核分裂象易见,部分细胞质丰富,核偏位(图 16-2、图 16-3),另见小灶软骨。

3. **免疫组织化学染色**　广谱 CK、Syn 局部呈阳性;vimentin、CD56、p16 部分呈阳性;Ki-67 增殖指数约 80% 阳性;BRG1 表达明显减弱;SALL4、INI1 弥漫阳性;p53 突变型阳性;阴性的标记物有 PAX8、ER、PR、NSE、CD3、CD20、S-100、CD34、SMA、WT1、OCT3/4(图 16-4、图 16-5)。

4. **分子检测结果**　*SMARCA4* 基因第 31 号外显子突变(c.4312C>T, p.Q1438)(32.65%); *PTEN* 基因第 5 号外显子突变(c.284C>T, p.P95L)(30.93%),第 8 号外显子突变(c.867delA, p.V290)(32.07%); *PIK3CA* 基因第 21 号外显子突变(c.3140A>G, p.H1047R)(33.38%); *KRAS* 基因第 2 号外显子突变(c.38G>A, p.G13D)(35.03%)。

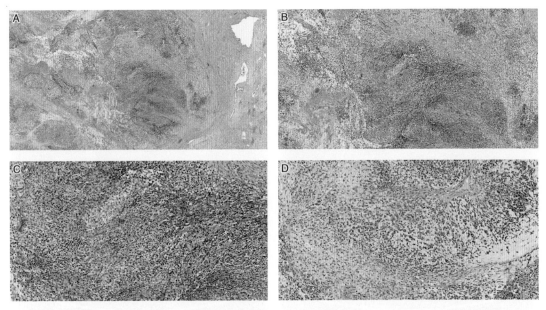

图 16-2　病理镜下形态学观察:切面可见结节状生长的肿瘤细胞巢,可见坏死,肿瘤细胞卵圆形、边界不清,核大而不规则,部分染色质呈空泡状,核仁明显,核分裂象易见,部分细胞质丰富,核偏位
图 A～C 示 HE 染色分别显示 2×、4×、10× 镜下不同区域的形态;图 D 示 HE 染色 10× 镜下间质黏液样变。

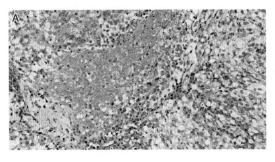
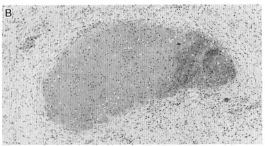

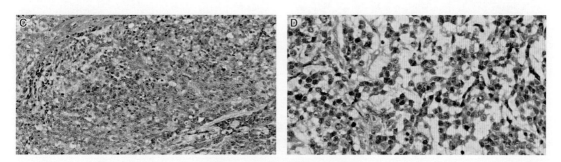

图 16-3 病理镜下形态学观察

A.高倍镜下可见坏死区；B.局灶见软骨；C.肿瘤细胞核仁明显；D.核偏位的横纹肌样细胞。

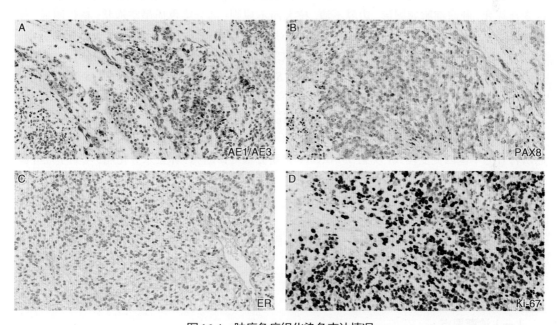

图 16-4 肿瘤免疫组化染色表达情况

图 A～D 示广谱 CK 局部呈阳性，PAX8 及 ER 呈阴性，Ki-67 增殖指数约 80% 阳性。

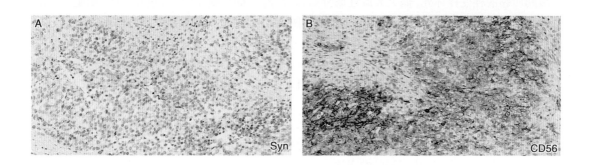

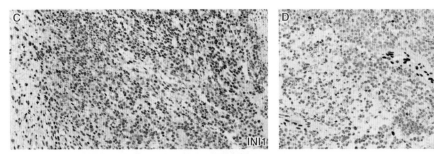

图 16-5　肿瘤免疫组化染色表达情况

图 A～D 示 Syn 局部呈阳性，CD56 部分呈阳性，INI1 呈阳性，BRG1 表达明显减弱。

五、诊断思路

本例患者为中年女性卵巢肿瘤；镜下肿瘤细胞呈巢片状、梁索状生长，部分区域间质黏液样变伴坏死，肿瘤细胞卵圆形、边界不清，核大而不规则，部分染色质呈空泡状，核仁明显，核分裂象易见，部分细胞质丰富，核偏位；另见小灶软骨。免疫组化显示 BRG1 表达明显减弱，SALL4、INI1 弥漫阳性，p53 突变型表达，广谱 CK、Syn 局部呈阳性，Vimentin、CD56、p16 部分呈阳性，Ki-67 增殖指数约 80%。分子检测显示 *SMARCA4*、*PTEN*、*PIK3CA* 及 *KRAS* 等基因同时突变。

本例形态学具有典型的横纹肌样细胞及间质黏液样变特征，结合患者性别、年龄、发生部位、形态及免疫组化改变，并进一步结合其分子（可见多种基因突变）改变，而非高血钙型小细胞癌所特有的单基因突变模式（仅见 *SMARCA4* 突变），最终诊断为：卵巢未分化癌，可见小灶异源性软骨成分。

六、治疗及随访情况

患者确诊后，行全子宫 + 双附件 + 大网膜 + 腹主动脉旁淋巴结切除 + 盆腔淋巴结清扫术，术后化疗三周期，目前正在疗程中。

七、诊断及鉴别诊断要点

（一）诊断要点

1. **临床**　青年至中年成年人，中位年龄 55 岁（21～76 岁），常见发生部位为子宫体。

2. **镜下**　可见：①瘤细胞黏附性较差，呈巢片状、梁索状生长，缺乏腺体及乳头结构，部分区域间质黏液样变伴坏死，偶见异源性成分如软骨等；②瘤细胞卵圆形、边界不清，细胞质嗜酸性或透明，常见横纹肌样细胞（核偏位，细胞质嗜酸性，瘤细胞失黏附性）；核大而不规则、圆形，核仁明显，核分裂象易见。

3. **免疫组织化学**

（1）特征性的标志物：SWI/SNF 复合物蛋白表达缺失（BRG1 或 INI1 表达降低或完全缺失 / ARID1A 和 ARID1B 共同缺失）。

（2）阳性标记物：EMA、CK 可局灶性表达，也可完全缺失；Ki-67 指数升高；神经内分泌标志物（CgA、INSM1、Syn 和 CD56）经常表达，分化差时 SALL4 可阳性表达，大多数病例仅在 1 或 2 个神经内分泌标志物中有局灶性表达。

（3）阴性标记物：通常不表达 claudin-4、CK7、PAX8、ER、WT1 等；常见错配修复缺陷

（MLH1、PMS2、MSH2、MSH6）（约 50%）；通常 p53 野生型。

4. **分子标记** 通常存在 *SWI/SNF* 复合基因之一的失活突变；经常伴随与子宫内膜样癌相关的其他基因的突变，如 *PTEN*、*PIK3CA*、*KRAS* 和 *CTNNB1* 等。

（二）鉴别诊断

主要包括高钙型小细胞癌、实体型高级浆液性癌、高级别子宫内膜样腺癌、恶性中胚叶混合瘤、肺型小细胞癌、淋巴瘤等。

1. **高钙型小细胞癌** 多累及年轻女性，临床约 60% 病例可见高钙血症；可见 SMARCA4（BRG1）及 SMARCA2（BRM）表达缺失，MMR 状态稳定，WT1 通常阳性表达，肿瘤负荷低。

2. **实体型高级别浆液性癌** 肿瘤细胞具有黏附性，绝大多数病例 p53 呈突变型，SWI/SNF 免疫组织化学阳性。

3. **高级别子宫内膜样腺癌** 肿瘤细胞具有黏附性；SWI/SNF 免疫组织化学阳性；可能表现出孤立的 ARID1A 表达缺失。

4. **恶性中胚叶混合瘤** 肿瘤组织内有肉瘤成分存在；p53 经常呈突变型。

5. **肺型小细胞癌** 存在神经内分泌核特征（染色质细腻）；弥漫性表达 2 个或多个神经内分泌标志物（CgA、INSM1、Syn 和 CD56）；不存在 SMARCB1 及 SMARCA4 缺失突变。

6. **淋巴瘤** 不存在 SMARCB1 及 SMARCA4 缺失突变；LCA 阳性表达。

八、最新进展及小结

卵巢未分化癌比较罕见，具有其特殊的组织学形态、免疫表型、分子改变，临床上极具侵袭性，预后差[1-2]。组织学形态易与高级别子宫内膜样癌及癌肉瘤相混淆，上皮免疫组化标志物在未分化癌中通常缺乏或只显示局灶性表达[3]，通常显示 *SWI/SNF* 复合基因之一的失活突变，导致 BRG1（*SMARCA4* 基因）、INI1（*SMARCB1* 基因）表达丧失或 *ARID1A* 和 *ARID1B* 的共同丢失。目前针对 *SWI/SNF* 突变的靶向治疗可大致分为以下几类：①表观遗传学合成致死性；②激活野生型 p53 的促凋亡作用；③检查点阻断的免疫疗法；④DNA 损伤信号抑制剂；⑤细胞激酶信号途径[4]。而 EZH2 抑制不仅会诱导 *ARID1A* 突变、*SMARCA4* 突变或 *CARM1* 扩增卵巢肿瘤细胞的合成致死性，而且还会增强细胞毒性 T 细胞向肿瘤微环境的募集[5]。最新证据提出 SWI/SNF 缺陷型未分化癌和去分化癌对常规铂类治疗方案无反应[6]。

卵巢肿瘤分化差时要注意把未分化癌加入鉴别诊断，仔细的形态学观察很重要；同时需要免疫组化及分子检测结果的支持，尤其是在进行未分化癌与高钙型小细胞癌的鉴别诊断时，分子检测结果能起到关键作用。SWI/SNF 蛋白的缺失有助于确诊该肿瘤。

（王晓娟）

参考文献

［1］TAFE L J，GARG K，CHEW I，et al. Endometrial and ovarian carcinomas with undifferentiated components：clinically aggressive and frequently underrecognized neoplasms. Modern Pathol, 2010, 23（6）：781-789.

［2］Silva E G, Deavers M T, Bodurka D C, et al. Association of low-grade endometrioid carcinoma of the uterus and ovary with undifferentiated carcinoma：a new type of dedifferentiated carcinoma? Int J Gynecol Pathol，2006, 25（1）：52-58.

［3］MCCLUGGAGE W G, STEWART C J R. SWI/SNF-deficient malignancies of the female genital tract. Semin Diagn Pathol, 2021, 38（3）：199-211.

［4］FUKUMOTO T，MAGNO E，ZHANG R. SWI/SNF complexes in ovarian cancer：mechanistic insights and therapeutic implications. Mol Cancer Res，2018，16（12）：1819-1825.

［5］PENG D，KRYCZEK I，NAGARSHETH N，et al. Epigenetic silencing of TH1-type chemokines shapes tumour immunity and immunotherapy. Nature，2015，527（7577）：249-253.

［6］TESSIER-CLOUTIER B，COATHAM M，CAREY M，et al. SWI/SNF-deficiency defines highly aggressive undifferentiated endometrial carcinoma. The Journal of Pathology：Clinical Research，2021，7（2）：144-153.

病例 17

乳腺化生性梭形细胞癌

一、临床资料

患者,女,59岁,发现左侧乳腺肿物11天,约指甲大小,无疼痛、红肿,无乳头溢液。无乳腺癌、卵巢癌家族史,无其他肿瘤家族史。

二、影像学检查

超声:左乳外下象限见低回声结节,大小约1.4cm×1.0cm,呈分叶状,部分边界欠清,4b类(图17-1)。

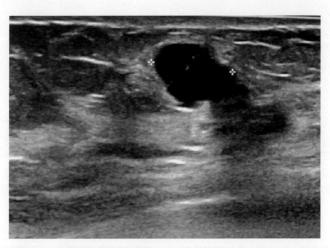

图17-1 左乳外下象限见低回声结节,大小约1.4cm×1.0cm

三、病理情况

1. **大体所见** 左乳单纯切除标本,大小20cm×14.6cm×3.4cm,皮肤面积10.4cm×3.3cm,乳头直径1.2cm;多切面切开乳腺,于外下象限见一灰黄结节,大小1.5cm×1.3cm×0.9cm,与周围界限尚清,灰黄结节周围可见粗颗粒区。周围乳腺灰黄、质软。

2. **镜下表现**

(1)低倍镜下:肿瘤细胞部分呈实性片状排列,部分呈梭形、束状排列,边缘呈推挤性。局灶可见非特殊型浸润性癌,伴高级别导管原位癌(图17-2)。

(2)高倍镜下:部分肿瘤细胞呈梭形、聚集呈簇、交叉排列,肿瘤细胞胞质丰富,部分细胞淡染,核异型性明显,核分裂象常见,有间叶成分也有上皮成分,伴大量瘤巨细胞(图17-3)。

3. **免疫组织化学染色** 上皮样分化区 CK7、CK18、CK5/6、AE1/AE3、EMA、E-cad、EGFR

（+），AR（+40%）、Ki-67（+50%），vimentin、p120、SMA、S-100、ER、PR、HER2（-）；非上皮样分化区 p120 胞膜（+）、Ki-67（+15%），vimentin、SMA、EMA、S-100、CK7、CK18、CK5/6、AE1/AE3、E-cad（-）；瘤巨细胞 CD68（+）（图 17-4、表 17-1）。

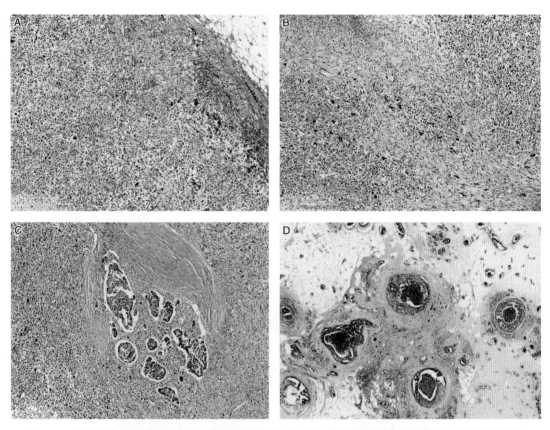

图 17-2　肿瘤细胞呈实性片状排列，边缘呈推挤性，部分肿瘤细胞呈梭形、束状排列，部分肿瘤细胞排列杂乱无章，局灶可见非特殊型浸润性癌及高级别导管原位癌（图 A～D 示 HE 染色，显示 4× 镜下形态）

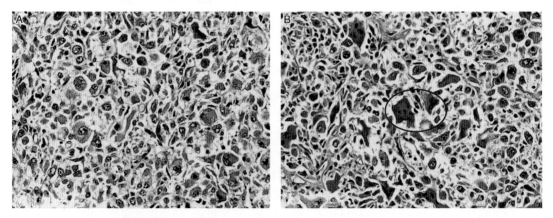

图 17-3　肿瘤细胞胞质丰富，部分细胞淡染，核异型性明显，有间叶成分也有上皮成分，伴大量瘤巨细胞（蓝色标记）（图 A、B 示 HE 染色，显示 20× 镜下形态）

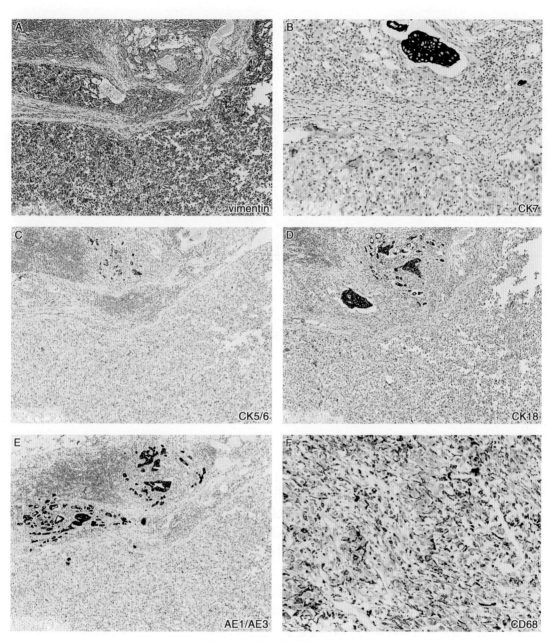

图 17-4　肿瘤免疫组化表达

图 A～F 示 vimentin 非上皮样分化区(+)，上皮样分化区(−)；CK7 上皮样分化区(+)，非上皮样分化区(−)；CK5/6 上皮样分化区(+)，非上皮样分化区(−)；CK18 上皮样分化区(+)，非上皮样区(−)；AE1/AE3 上皮样分化区阳性表达；非上皮样分化区(−)；CD68 瘤巨细胞阳性表达。

表 17-1　上皮样区及非上皮样区的免疫组化的表达情况

项目	上皮样分化区	非上皮样分化区	项目	上皮样分化区	非上皮样分化区
vimentin	－	3+	p120	3＋胞膜	－
SMA	－	－	E-cad	3+	
S-100	－	－	EGFR	3＋	3＋
CK7	3+	－	Ki-67	＋, 15%	＋, 50%
CK5/6	1+	－	CD68	－	破骨细胞样巨细胞＋
CK18	3+	－	desmin	－	－
AE1/AE3	3+	－	p63	－	－
PR	－, 0	－, 0	EMA	3＋	－
ER	－, 0	－, 0	CD34	－	－
HER2	0	0	ALK	－	－
AR	＋, 40%	－, 0	CD163		2＋

四、诊断思路

本例患者以乳腺结节为首发症状，无红肿、疼痛，乳头无溢液。细胞形态以梭形细胞为主，伴上皮样分化的癌及高级别导管原位癌，肿瘤细胞异型性明显，核分裂象常见。免疫组化上皮样细胞和非上皮样细胞呈相反表达，并伴有间叶细胞类型。

诊断：浸润性乳腺癌；结合免疫组化及形态，部分（10%）呈浸润性癌，为非特殊型，Ⅲ级（3+3+2=8）；部分（90%）呈化生性癌，符合高级别梭形细胞癌，伴破骨细胞样巨细胞及坏死；可见脉管瘤栓，未见神经侵犯。

五、诊断及鉴别诊断

（一）诊断要点

肿瘤有高度异型的梭形细胞成分，排列呈片状、束状、编织状。梭形细胞密集，有中 - 重度多形性及异型性。局部可见上皮样细胞或鳞状化生细胞，可伴随其他间叶异源性成分，明显的上皮分化灶和 / 或导管原位癌（ductal carcinoma in situ, DCIS）区域是正确诊断的线索，常有程度不同的炎症细胞浸润，常需要用一组 CK 抗体和 p63 做免疫染色来帮助诊断。

（二）鉴别诊断

鉴别诊断主要包括三种疾病：伴破骨细胞样巨细胞的浸润癌、恶性叶状肿瘤、肌成纤维细胞瘤。

1. 伴破骨细胞样巨细胞的浸润癌　表现为浸润性上皮成分混杂有巨细胞（类似破骨细胞），肿瘤的上皮成分通常为非特殊型浸润性导管癌，也可以为特殊型。常表达 CD68，背景肿瘤细胞表达与非特殊型浸润性乳腺癌相同，不表达 S-100、CK、EMA、ER 和 PR。

2. 恶性叶状肿瘤　组织结构上为叶状结构和良性的腺上皮成分，间质细胞增生明显，细胞异型性明显，核分裂象多见，间质细胞弥漫性增多及边界浸润性生长。不同程度表达 CD34、desmin，广谱 CK，p63（－），ER、PR 常（＋）。

3. 肌成纤维细胞瘤　由形态一致、温和的梭形细胞组成，排列成短束状，细胞核呈卵圆形，核分裂象罕见，有数量不等的脂肪，常见肥大细胞和斑片状淋巴细胞浸润。通常表达 CD34、vimentin 和 desmin，而 BCL2 和 CD99 表达变化较大，常表达 ER、PR 和 AR。

六、最新进展及小结

化生性癌是一组具有形态学异质性的浸润性乳腺癌，组成肿瘤的腺上皮细胞不同比例地转化为另一种细胞类型，后者可为非腺上皮细胞（如鳞状细胞）或为间叶细胞类型（如梭形细胞、软骨样细胞、骨样细胞和肌样细胞）。绝大多数（＞90%）的化生性癌为三阴性乳腺癌，缺乏 ER、PR 和 ERBB2（HER2）的表达[1]。鉴于化生性癌的异质性，WHO 肿瘤分类编辑委员会根据化生成分的类型划分了描述性分类系统。如果识别出不止一种成分，建议记录每一种成分及其在肿瘤中的大致百分比。根据组织学模式，化生性癌还可分为仅上皮性癌（伴有低级别腺鳞癌、高级别腺鳞癌或纯鳞状细胞癌）、纯（单相）肉瘤样（梭形细胞癌或产生基质的）癌，以及双相上皮和肉瘤样癌。WHO 分类将乳腺化生性癌分为 6 个亚型，分别为鳞状细胞癌、梭形细胞癌、低度鳞状细胞癌、伴有间叶分化的癌、纤维瘤病样化生性癌、混合化生性癌。回顾性分析表明，尽管具有三阴性表型，化生性癌的特定亚型可能有不同的结果，纤维瘤样癌和低级别腺鳞癌与更惰性的行为相关，高级别梭形细胞癌、鳞状细胞癌和高级别腺鳞癌与预后差相关，而产生基质的癌与预后较好相关。相对于其他三阴性乳腺癌，在没有淋巴结转移的情况下，化生性癌可发生远处转移（多见于脑和肺）[2-4]。

高级别梭形细胞癌的特征是非典型梭形细胞以多种结构模式排列，从人字形或交织模式的长束到席纹状模式的短束细胞，大多数情况下，不同生长模式混合存在。细胞质范围从细长到丰满的纺锤体。核多形性通常为中度至高度。在部分病例中可发现炎症浸润，通常伴有淋巴细胞和树突状细胞浸润。肿瘤细胞可形成具有更多上皮样形态或鳞状分化的小簇区域。应该注意的是，这组肿瘤一方面包括可能构成梭形细胞鳞状细胞癌范围末端的病变，另一方面包括肌上皮癌。目前，没有明确的标准来区分这两种病变，也没有数据表明这些病变表现出不同的临床行为。需要强调的是，乳腺的恶性梭形细胞肿瘤更可能是梭形细胞癌而不是肉瘤，存在明显的上皮分化灶和/或 DCIS 区域是诊断梭形细胞癌有价值的线索。如果没有这些特征，需要证实肿瘤细胞表达 CK 和/或 p63 才能确诊。

乳腺化生性癌的 3 年、5 年和 10 年总生存率分别为 77%、62% 和 53%。激素阳性和激素阴性化生性癌之间的 5 年生存率没有差异。有证据表明，HER2 阳性化生性癌可能比三阴性化生性癌具有更好的临床结局。与其他形式的三阴性乳腺癌相比，乳腺化生性癌对常规辅助化疗的反应率较低，化疗后的临床结局更差。

（代斯璐）

参考文献

［1］CARTER M R, HORNICK J L, LESTER S, et al. Spindle cell（sarcomatoid）carcinoma of the breast: a clinicopathologic and immunohistochemical analysis of 29 cases. Am J Surg Pathol, 2006, 30（3）: 300-309.

［2］QIU Y, CHEN Y, ZHU L, et al. Differences of clinicopathological features between metaplastic breast carcinoma and nonspecific invasive breast carcinoma and prognostic profile of metaplastic breast carcinoma. Breast J, 2022: 2500594.

［3］SANMUGASIVA V, HAMID M T R, FADZLI F, et al. Spindle cell metaplastic breast carcinoma. Curr Med Imaging, 2022, 18（6）: 684-688.

［4］WHO Classification of Tumours Editorial Board. Breast tumours. Lyon: International Agency for Research on Cancer, 2019.

病例 18

乳腺腺样囊性癌

一、临床资料

患者，女，49岁，因"发现右乳肿物2月余"入院。既往史无特殊。

二、影像学检查

超声：右乳上象限可见大小1.2cm×0.75cm低回声病变（考虑导管内病变），乳腺影像报告和数据系统（Breast Imaging Reporting and Data System, BI-RADS）4b类，双侧腋窝淋巴结未见明显异常。

磁共振成像（magnetic resonance imaging, MRI）：右乳12点方向见一结节影，大小1.2cm×0.8cm×0.9cm，BI-RADS 4类，考虑导管内乳头状瘤，不排除恶性。

三、实验室检查

无特殊。

四、病理情况

（一）术中冰冻

1. **大体检查** 不整形乳腺组织，大小4.5cm×3cm×2cm。多切面切开见一结节，大小0.9cm×0.8cm×0.6cm，切面灰白、实性、质稍硬、界不清。

2. **镜下形态** 肿瘤细胞呈巢状及小管状分布，巢状分布区域细胞呈筛状结构，管腔张力大，细胞大小相对一致，部分含有少量胞质，肿瘤巢似乎位于导管内，间质黏液变性，局灶肿瘤巢周围似伴有间质浸润；小管状分布区域细胞呈双层结构排列，间质玻璃样变性（图18-1）。

（二）术后石蜡

1. **镜下形态** 肿瘤细胞主要由筛状结构、小管状结构及实性结构组成。筛状区域由大小不等的筛孔组成，张力较大，可见两种腺腔：由细胞体积较小的基底样细胞围绕基底膜样物质形成的假腺腔，以及由嗜酸性胞质腺上皮细胞构成的真腺腔，基底样细胞核分裂象易见。筛状结构、小管状结构和实性结构区域内均可见两种腺腔和两种细胞，伴间质黏液变性（图18-2）。

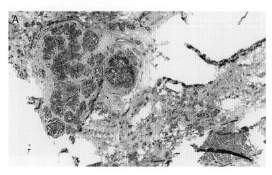
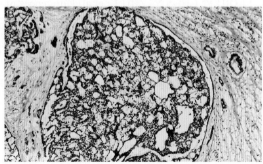

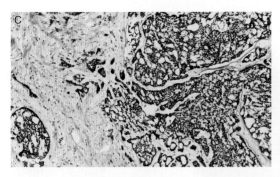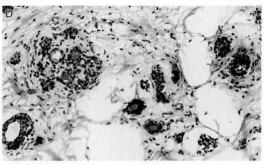

图 18-1　术中冰冻镜下形态

图 A 示肿瘤呈巢状及小管状分布；图 B 示巢状分布区域细胞呈筛状结构，周围似乎有管腔围绕；图 C、D 示局部癌巢周围有间质浸润（图 A～D 示 HE 染色，分别显示 1×、10×、10×、20× 镜下不同的形态）。

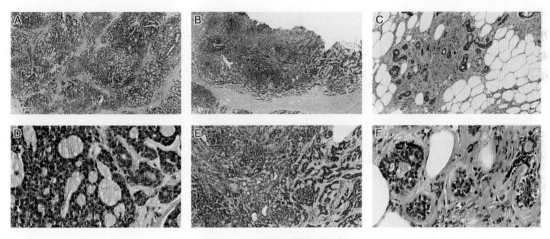

图 18-2　术后石蜡镜下形态

图 A～C 示肿瘤细胞主要由筛状结构、小管状结构及实性结构组成（HE 染色，分别为 4×、4×、10×）；图 D～F 示三种不同形态区域均可见两种上皮细胞及两种腺腔：由基底样细胞围绕间质形成的假腺腔，以及由嗜酸性胞质的腺上皮细胞构成的真腺腔（HE 染色，分别为 40×、10×、40×）。

2. **免疫表型**　肌上皮分化细胞阳性：p63、CK5/6。导管上皮分化细胞：EMA、CD117 阳性。两种细胞均阳性：GATA3。阴性：ER（0）、PR（0）、HER2、calponin。Ki-67 热点区域约 20%（图 18-3）。

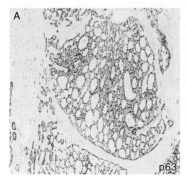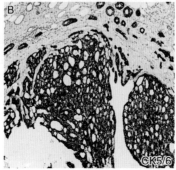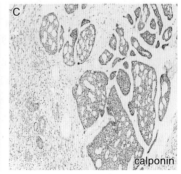

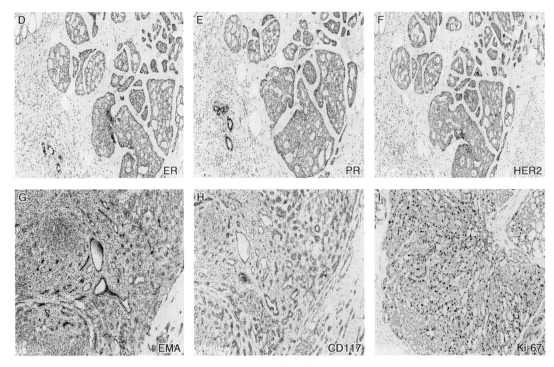

图 18-3　肿瘤免疫组化表达

A. p63 阳性表达（10×）；B. CK5/6 阳性表达（10×）；C. calponin 阴性表达（10×）；D. ER 阴性表达（10×）；E. PR 阴性表达（10×）；F. HER2 阴性表达（10×）；G. EMA 阳性表达（10×）；H. CD117 阳性表达（10×）；I. Ki-67 约 20%（10×）。

五、诊断思路

本例患者为中年女性，因"发现右乳肿物 2 月余"入院。既往无特殊病史。术中冰冻镜下形态：肿瘤细胞呈巢状及小管状分布，巢状分布区域细胞呈筛状结构，肿瘤巢周围似有导管上皮围绕，间质黏液变性，局灶肿瘤巢周围似有间质浸润。术中冰冻诊断：导管原位癌，局灶可疑间质浸润，待石蜡及免疫组化明确诊断。临床行右乳保乳术＋前哨淋巴结活检。

术后石蜡镜下形态：肿瘤细胞主要由筛状结构、小管状结构及实性结构组成。筛状结构由大小不等的筛孔组成，张力较大，可见两种腺腔：由细胞体积较小的基底样细胞围绕基底膜样物质形成的假腺腔，以及由胞质嗜酸性的腺上皮细胞构成的真腺腔，基底样细胞核分裂象易见。初步诊断：乳腺特殊类型的浸润癌；乳腺导管原位癌，伴分化好的非特殊型浸润性癌。免疫组化检测结果显示：筛孔内部分肿瘤细胞标志物（p63、CK5/6）阳性，提示肌上皮分化；其他肌上皮标志物（calponin）阴性，排除导管原位癌及筛状癌；部分免疫标记物（EMA，CD117）阳性提示伴导管上皮分化，排除胶原小球病；同时，ER（0）、PR（0）、HER2 阴性，提示肿瘤呈三阴性表达；两种不同分化的肿瘤细胞均表达 GATA3，同时结合临床病史，可排除转移性癌，符合乳腺原发。

本例诊断：（右乳）乳腺腺样囊性癌，以筛状型为主；肿瘤大小 0.9cm×0.8cm×0.6cm；未见明确脉管瘤栓及神经侵犯；切缘净；周围乳腺可见小灶导管内钙化伴导管上皮增生。前哨淋巴结未见转移癌（0/5）。pTNM 分期：$pT_{1b}N_0M_0$（sn）。

六、治疗及随访情况

患者行右乳保乳术及前哨淋巴结活检术，术后未行辅助化疗及放疗；术后随访 1 年（2022

年8月），患者病情无进展。

七、诊断及鉴别诊断要点

（一）诊断要点

腺样囊性癌（adenoid cystic carcinoma，AdCC）约占浸润性乳腺癌的 0.1%。常发生于中老年女性，乳晕后方区域多见。当腺样囊性癌以筛状结构为主并伴有小管状结构时，术中冰冻和粗针穿刺标本需要与浸润性筛状癌伴小管癌、导管原位癌、非特殊型浸润性癌进行鉴别。仔细辨认不同结构中的两种细胞成分（即肌上皮细胞和腺上皮细胞）及两种腺腔结构是诊断的要点。

第五版世界卫生组织（World Health Organization，WHO）分类将 AdCC 分为经典型腺样囊性癌（classic AdCC）、实性 - 基底细胞样型腺样囊性癌（solid-basaloid-AdCC）、腺样囊性癌伴高级别转化（AdCC with high-grade transformation）三种亚型。

1. **经典型 AdCC**　镜下形态表现为三种结构，即筛孔、梁管状及实体型结构；肿瘤细胞由两种细胞（腺上皮、肌上皮细胞）构成，组成两种腺腔，即由腺上皮细胞构成的、有嗜酸性分泌物的真腺腔，以及由肌上皮细胞构成的、围绕基质形成的假腺腔；间质常伴有黏液样变或玻璃样变性；免疫组化能帮助证实存在两种细胞，肌上皮细胞 CK14、CK5/6、p63 阳性，腺上皮细胞通常表达 EMA、CK7、CD117，呈三阴性乳腺癌表达，即 ER、PR、HER2 阴性，MYB 蛋白过表达等。

2. **实性 - 基底细胞样型 AdCC**　除了经典型 AdCC 的区域，实性区域癌巢呈栅栏样排列，肿瘤细胞胞质稀少，细胞异型性显著，核分裂象常＞5 个 /10HPF，可见坏死，真腺腔及假腺腔不明显；但诊断线索仍然是从实性结构中辨认真腺腔样结构。

3. **AdCC 伴高级别转化**　最初在唾液腺报道，乳腺也有报道。肿瘤包含多种形态区域，除了经典型 AdCC 区域外，其他多个方向分化的区域包括高级别三阴性乳腺癌、小细胞癌、恶性腺肌上皮瘤等。经典型 AdCC 及高级别三阴性乳腺癌具有相似的分子改变，如 *MYB-NFIB* 等融合基因改变。

（二）鉴别诊断

1. 由于 AdCC 形态的多形性及异质性，当以筛状结构为主时，需要与下列疾病相鉴别[1-4]。

（1）低级别导管原位癌：导管内出现筛孔结构，腺腔缺乏肌上皮或基底样细胞，导管周围可观察到肌上皮围绕。

（2）筛状癌：筛状细胞巢更不规则，浸润性生长，细胞温和，低核级，缺乏基底样细胞和肌上皮细胞，免疫组化 ER、PR 常阳性，呈 Luminal A 型。

（3）胶原小球病：罕见，可累及小叶或导管，常表现为筛状结构，可见嗜酸性小球。免疫组化：管腔周围围绕肌上皮，p63、SMA 阳性，但无 EMA、CD117 阳性的腺腔上皮，可与其他病变共存，如硬化性腺病、放射状瘢痕等。

2. 当 AdCC 以管状结构为主时，需要与下列疾病相鉴别。

（1）小管癌：小管呈卵圆形，可成角分布，单层上皮，部分有胞质顶突，背景为结缔组织增生性间质，免疫组化表现为 ER、PR 阳性，呈 Luminal A 型。

（2）腺肌上皮瘤：管状亚型，肿瘤细胞呈结节状、分叶状分布，由形态相对一致的小管组成；具有双层上皮，有序排列，内层为腺上皮细胞，外层为显著的肌上皮细胞，腔内缺乏基底膜样物质。

诊断具有类似筛状亚型（mimic cribriform type）和小管状结构的乳腺疾病时，应想到 AdCC 的诊断。需借助免疫组化检测进行诊断及鉴别诊断。

3. 当 AdCC 出现高级别区域时，需要与下列疾病相鉴别。

（1）基底细胞样型乳腺癌：实性、片状分布，癌巢呈栅栏样排列；分子分型呈基底细胞样表型，免疫组化无腺腔上皮表达，缺乏真腺腔，MYB蛋白表达阴性。

（2）神经内分泌癌：肿瘤细胞呈实性片状排列，由纤细的血管分割，细胞核深染，染色质细腻，核仁不明显，免疫组化表达神经内分泌标志物，如CgA、Syn及CD56。

八、最新进展及小结

如果乳腺癌的ER、PR和HER2表达呈阴性，则定义为三阴性乳腺癌（triple-negative breast cancer, TNBC），约占所有乳腺癌的10%～15%。与激素受体阳性乳腺癌相比，TNBC的治疗选择较少，并且在年轻和肥胖女性中的患病率很高，术后3～5年患者的复发率和病死率也很高。然而，一些罕见的乳腺癌组织形态学亚型通常具有ER、PR和HER2阴性分子表型。诊断为这些罕见组织形态学亚型的患者通常比典型的TNBC患者有更好的预后。

乳腺腺样囊性癌（adenoid cystic carcinoma, ACC）是一种独特的乳腺癌亚型，通常表现出基底样、三阴性乳腺癌特征，是TNBC的一种罕见亚型。其发病率不到所有原发性乳腺癌的0.1%。ACC通常是局限性肿瘤，平均大小为3.0cm，范围为0.5～12cm。大约一半的ACC位于乳晕下区域，疼痛或压痛是非特异性的。乳腺ACC组织学特征包括上皮和肌上皮成分，与唾液腺ACC（又称涎腺ACC）相似，但乳腺ACC患者的预后优于唾液腺ACC患者。根据广泛的分子和遗传分析研究，ACC通常不表达ER、PR和HER2，但表达基底或肌上皮标志物，例如CK5、CK5/6、CK14，大约65%的ACC病例过度表达EGFR[5-6]。

ACC总体预后优于其他TNBC，5年和10年生存率分别超过95%和90%。ACC很少通过淋巴系统或远处转移扩散，但一旦发生，肺部最常受累，其次是肝脏、骨骼和肾脏；脑部转移极为罕见，<2%的患者可见腋窝淋巴结受累。基于其惰性临床表现和相对良好的预后，乳腺ACC通常通过手术治愈，例如广泛切除或象限切除术伴或不伴放疗。鉴于这种癌症的罕见性，治疗指南尚未完善。

经典型AdCC的预后好，通常行广泛切除术，伴或不伴放疗，不主张清扫腋窝淋巴结。实性-基底细胞样型AdCC常可复发，可出现腋窝淋巴结或远处转移；当具有高级别模式时，建议行乳房切除术。但出现腋窝淋巴结转移时是否进行全身辅助化疗存在争议。AdCC预测复发因素包括阳性切缘、Nottingham分级、新生血管、基底细胞成分、神经或血管侵犯、实性生长区域>30%、坏死及淋巴结受累[7-8]。

分子进展：约89%的AdCC有特定染色体易位t（6；9）产生的*MYB-NFIB*基因重排，而非*MYB-NFIB*重排的AdCC显示*MYBL1*重排或*MYB*扩增或未知的驱动机制。其中，约31%的实性-基底细胞样型AdCC病例存在*NOTCH1*激活突变，可能成为一个新的潜在治疗靶点[9-10]。

（胡红艳）

参考文献

［1］WHO Classification of Tumors Editorial Board. WHO Classification of Tumors：Breast tumors. 5th ed. Lyon：IARC Press，2019.

［2］ALGHAMDI S A，KRISHNAMURTHY K，GARCES NARVAEZ S A，et al. Low-grade ductal carcinoma in situ. Am J Clin Pathol，2020，153（3）：360-367.

［3］RABBAN J T，SWAIN R S，ZALOUDEK C J，et al. Immunophenotypic overlap between adenoid cystic carcinoma and collagenous spherulosis of the breast：potential diagnostic pitfalls using myoepithelial markers. Mod Pathol，2006，19（10）：1351-1357.

［4］FOSCHINI M P，EUSEBI V. Microglandular adenosis of the breast：a deceptive and still mysterious benign lesion. Hum Pathol，2018，82：1-9.

［5］CIMINO-MATHEWS A. Novel uses of immunohistochemistry in breast pathology：interpretation and pitfalls. Modern Pathol, 2021, 34（Suppl 1）：62-77.

［6］SHIN S J, ROSEN P P. Solid variant of mammary adenoid cystic carcinoma with basaloid features：a study of nine cases. Am J Surg Pathol, 2002, 26（4）：413-420.

［7］KIM J, GEYER F C, MARTELOTTO L G, et al. MYBL1 rearrangements and MYB amplification in breast adenoid cystic carcinomas lacking the MYB-NFIB fusion gene. J Pathol, 2018, 244（2）：143-150.

［8］MASSÉ J, TRUNTZER C, BOIDOT R, et al. Solid-type adenoid cystic carcinoma of the breast, a distinct molecular entity enriched in NOTCH and CREBBP mutations. Mod Pathol, 2020, 33（6）：1041-1055.

［9］FUSCO N, GEYER F C, DE FILIPPO M R, et al. Genetic events in the progression of adenoid cystic carcinoma of the breast to high-grade triple-negative breast cancer. Mod Pathol, 2016, 29（11）：1292-1305.

［10］TREITL D, RADKANI P, RIZER M, et al. Adenoid cystic carcinoma of the breast, 20 years of experience in a single center with review of literature. Breast Cancer, 2018, 25（1）：28-33.

病例 19

原发于皮肤的恶性淋巴瘤

一、临床资料

患者,男,66岁,2020年12月主因"左下肢膝以下硬结1年余,皮疹、皮下硬结9月余,发热2月余"入院。入院诊断:皮肤硬结(图19-1)原因待查,脂膜炎待除外,发热原因待查。

既往史:2020年2月躯干及四肢散在皮疹、左膝以下硬肿,未治疗。2020年8月,腰部10cm×8cm皮下硬结,质硬,切除术后诊断(左侧腰部)符合脂膜炎。腰部切口未愈合。2020年12月间断性发热,最高38.6℃。

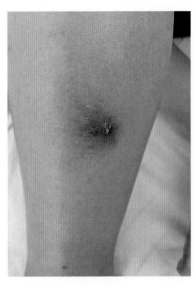

图 19-1 患者多处皮肤皮疹及
皮下红色硬结

二、影像学检查

超声显示:淋巴结彩超双侧腋下见低回声结节,右侧大小1.5cm×0.7cm,左侧大小1.3cm×0.6cm,边界清晰。

胸腹部CT显示:①双肺多灶斑片及结节影;②双肺上叶钙化灶;③双肺下叶索条影;肝大、脾大,肠系膜、大网膜多发絮状高密度影,脂膜炎不除外(图19-2)。

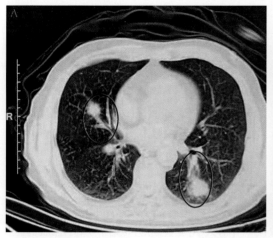
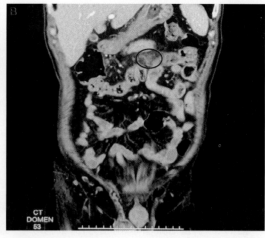

图 19-2　患者胸腹部 CT

A. 显示双肺多灶斑片及结节影（红色标记）；B. 显示肝大、脾大，肠系膜、大网膜多发絮状高密度影（红色标记）。

三、实验室检查

血常规：白细胞计数 2.63×10^9/L（下降），红细胞计数 3.63×10^{12}/L（下降），血红蛋白 111g/L（下降），血小板计数 181×10^9/L。血生化：乳酸脱氢酶 1 204U/L（升高），α- 羟丁酸脱氢酶 908U/L（升高）。免疫学指标：免疫球蛋白 E 1 721U/ml（升高），总 T 淋巴细胞 89.94%（升高），辅助 T 细胞 56.36%（升高），自然杀伤细胞（natural killer cell，简称 NK 细胞）4.32%（下降）。感染指标：红细胞沉降率 30mm/h，C 反应蛋白 27.4mg/L。肿瘤学指标：糖类抗原 125（carbohydrate antigen 125，CA125）99.05U/ml。骨髓活检：骨髓细胞检查，粒细胞、红细胞、巨核细胞三系增生性骨髓象。骨髓流式细胞分析及骨髓细胞染色体核型分析未见异常。

四、病理情况

（一）左肺下叶穿刺病理

1. **大体所见**　灰白色条索状组织 3 条，长 0.8～1.0cm，直径 0.2cm。

2. **镜下表现**　肺泡扩张，肿瘤沿肺泡间隔弥漫分布，肺泡腔内可见片状坏死，细胞均匀一致，小—中等大小，呈类圆形，细胞核略不规则，缺乏胞质，病理性核分裂象偶见（图 19-3）。

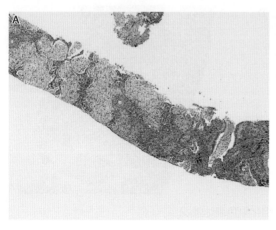
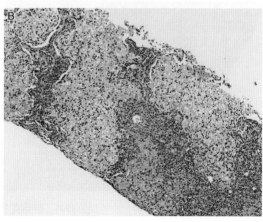

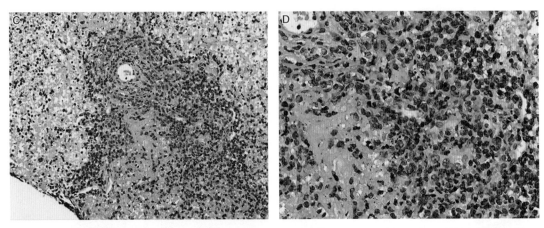

图 19-3 肿瘤沿肺泡间隔弥漫分布,细胞均匀一致,小 - 中等大小,呈类圆形,核略不规则,围绕血管壁破坏性生长,周围伴坏死(图 A ～ D 示 HE 染色,分别显示 4×、10×、20×、40× 镜下不同的形态)

3. 左肺下叶免疫组织化学染色及荧光原位杂交检测 CD3、CD56、Ki-67(70%)阳性表达,CK、TTF-1、p40、Syn、CgA、CD20 等阴性表达(图 19-4),同时检测 EBER 阳性。

(二)左腋下结节病理

1. 大体所见 淡黄色不整形组织一堆,总体积 3.0cm×1.0cm×1.0cm,切面可见淡黄色质硬结节 1 枚,大小 0.7cm×0.4cm×0.4cm,无包膜,切面淡黄,质中等,疑为淋巴结。

2. 左腋下结节镜下表现 镜下未见明显淋巴结结构,呈弥漫性浸润性生长,伴结节形成;

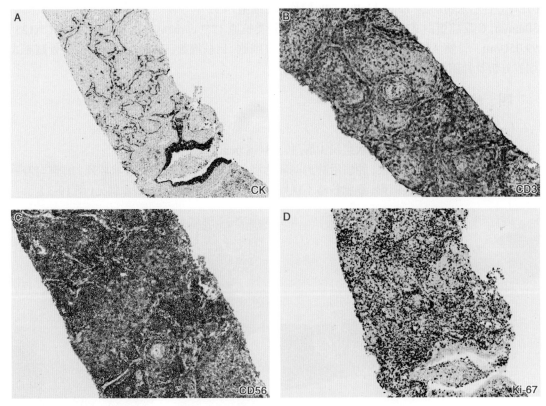

图 19-4 肿瘤免疫组化染色表达情况

图 A ～ D 示分别显示 CK 阴性表达,CD3、CD56 阳性表达,Ki-67 增殖指数约 70%。

肿瘤细胞小 - 中等大小，在脂肪组织内穿插，围绕脂肪组织生长，呈套袖样改变；部分间质黏液变性核不规则，核分裂象可见，可见片状坏死（图 19-5、图 19-6）。

3. **左腋下结节 IHC 及 FISH 检测**　CD3、CD56、GrB、TIA-1、CD30、Ki-67（80%）阳性表达；CK、EMA、S-100、D2-40、ERG、ALK、CD4、CD5、CD8、CD20、PAX5、TDT、CXCL13、CD38 阴性表达（图 19-7），同时检测 EBER 阳性。

（三）复阅外院 4 个月前原腰部皮肤切片

左腰部皮肤活检大体所见：切取的皮肤组织一块，大小 2.5cm×2.5cm×2cm，皮肤大小 2.5cm×1.5cm，表面未见明显异常，切面皮下淡黄，灰白相间，质中等（图 19-8）。

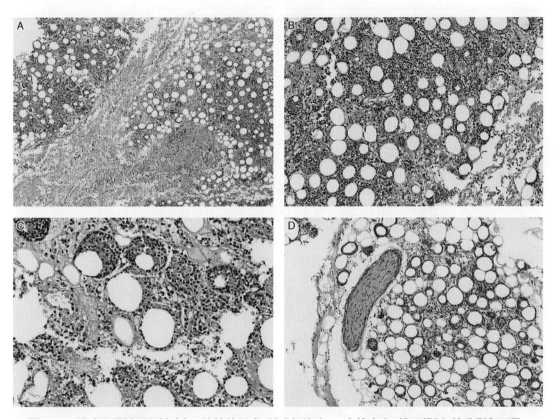

图 19-5　肿瘤弥漫性浸润性生长，伴结节形成，肿瘤细胞小 — 中等大小，核不规则，核分裂象可见，在脂肪组织内穿插，围绕脂肪组织生长，呈套袖样改变，部分间质黏液变性，可见嗜神经现象（图 A～D 示 HE 染色，分别显示 4×、10×、20×、10× 镜下不同的形态）

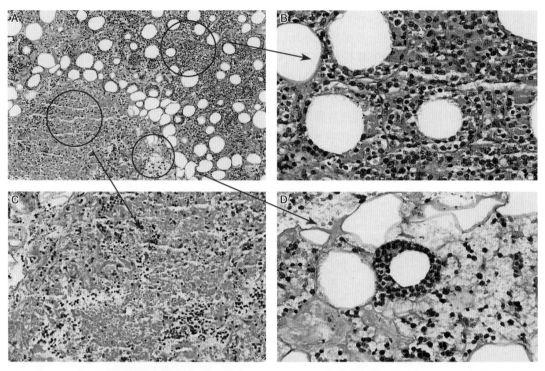

图 19-6　肿瘤弥漫性浸润性生长，肿瘤细胞小 — 中等大小，在脂肪组织内穿插，伴大量坏死灶，围绕脂肪组织生长，呈套袖样、花环样改变，（图 A～D 示 HE 染色，分别显示 4×、10×、20×、10× 镜下不同的形态）

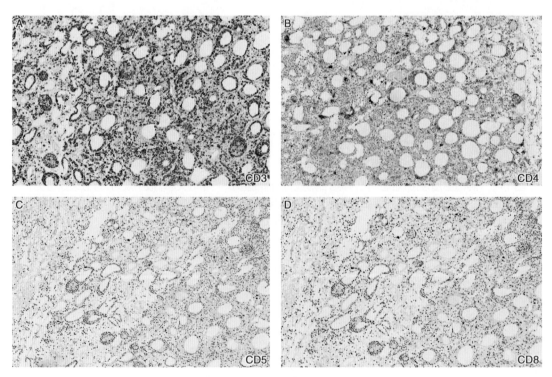

图 19-7　肿瘤免疫组化表达

图 A～D 示 CD3、CD4 阳性表达，CD5、CD8 阴性表达。

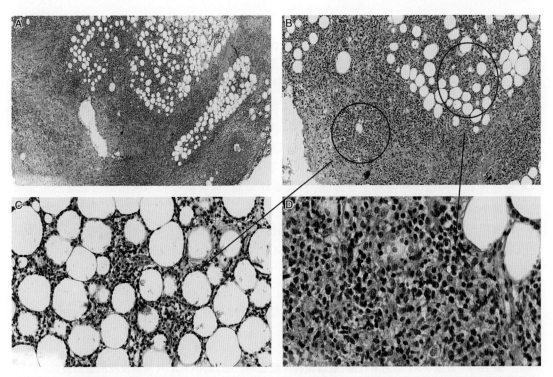

图 19-8   肿瘤沿脂肪间隙弥漫分布, 细胞均匀一致, 小 — 中等大小, 类圆形, 核略不规则, 形态与肺内及淋巴结穿刺内肿瘤细胞一致 (图 A~D 示 HE 染色, 分别显示 4×、10×、20×、40× 镜下不同的形态)

五、诊断思路

本例患者以下肢皮肤结节为首发症状, 皮肤损伤范围较广泛, 伴有四肢的皮疹、结节、溃疡形成。细胞形态以中等及混合细胞为主, 小 - 中等大小, 类圆形, 核略不规则; 在肺泡腔内、脂肪组织中呈弥漫浸润性分布, 在腋下肿块中呈脂膜炎样改变, 伴血管中心及管周破坏, 部分管壁有纤维素样坏死合并血栓栓塞。患者病情进展迅速。免疫组化肿瘤细胞表达 T 细胞分化抗原 CD3、CD2 及 NK 细胞抗原 CD56, 且细胞毒性蛋白标志物 GrB、TIA-1、EBER, CD30、Ki-67 (80%) 阳性; 而不表达 B 细胞分化抗原 CD20、PAX5, 同时 CD8、CXCL13、EMA、ALK 阴性, 除外了弥漫大 B 细胞淋巴瘤、血管免疫母细胞淋巴瘤、间变性大细胞淋巴瘤及皮下脂膜炎样 T 细胞淋巴瘤。结合其形态及免疫组化, 同时可见检测到 EBER 阳性。

诊断: 原发于皮肤的结外 NK/T 细胞淋巴瘤鼻型。

六、治疗及随访情况

2021 年 2 月 4 日患者左侧小腿、足水肿, 可见部分凹陷性溃疡, 左下肢麻木, 无法行走; 左手小鱼际、右小腿屈侧均见皮肤硬结, 挤压可见脓性分泌物。2021 年 2 月 18 日患者死亡。

七、诊断及鉴别诊断要点

(一) 诊断要点

NK/T 细胞淋巴瘤最常累及上呼吸道 (鼻腔、鼻咽、鼻窦和腭部), 鼻腔是典型受累部位。好发部位还包括皮肤、消化道、软组织、肺、淋巴结及睾丸等, 可能伴有继发的淋巴结、骨髓和外周血累及。肠道病变常表现为消化道穿孔或出血。其他受累部位可以肿块的形式就诊于医院。有些会伴有全身症状, 可表现为发热。NK/T 细胞淋巴瘤可分为 CD56 阳性的 NK 细胞表型及

CD56 阴性的细胞毒性 T 细胞表型[1-2]。

原发于皮肤的结外 NK/T 细胞淋巴瘤鼻型（pcENK/T 细胞淋巴瘤）约占结外 NK/T 细胞淋巴瘤的 10%，高度侵袭性，是以非特异性皮肤病变为特征的少见 EB 病毒（Epstein-Barr virus, EBV）相关性肿瘤，诊断时除鼻部及消化道等皮肤外均无相关病变。其发病年龄广泛，好发于中青年，年龄 44~54 岁，男性比女性更常见。可分为以下几种亚型：蜂窝织炎或脓肿样型，红斑、紫癜斑样型，结节性病变型。免疫表型典型表现：CD2、CD3、CD7、CD43、CD56、TIA-1、GrB、EBER 阳性；Ki-67（50%~90%）阳性；CD4、CD5、CD8、CD20 阴性。

红斑、紫癜斑样型：细胞形态多样，小到中等大细胞或混合性大小细胞；可伴有炎症细胞，模拟炎症过程。肿瘤细胞浸润密度较低，血管炎样浸润、血管病变和不典型细胞累及真皮是常见的病理学表现。

蜂窝织炎或脓肿样型、结节病变型：肿瘤细胞密度较高，由较大的肿瘤细胞组成，不典型淋巴细胞血管中心性浸润、血管病变、以血管为中心的血管破坏生长模式；可导致血管壁纤维素样坏死和周围组织坏死，有利于诊断。

（二）鉴别诊断

主要包括三类疾病：皮肤 γδT 细胞淋巴瘤、脂膜炎样 T 细胞淋巴瘤、ENKTCL-N 累及皮肤，详见表 19-1[3-4]。

表 19-1　皮肤 γδT 细胞淋巴瘤、脂膜炎样 T 细胞淋巴瘤、ENKTCL-N 累及皮肤的鉴别要点

项目	皮肤 γδT 细胞淋巴瘤	脂膜炎样 T 细胞淋巴瘤	ENKTCL-N 累及皮肤
年龄、性别	常发生于成人，无性别差异	年龄宽泛，成人多见	常发生于成人，男∶女 =（3~4）∶1
部位	局限或全身斑片、斑块	躯干单发、多发皮下结节	全身、斑块、结节
临床表现	皮肤溃疡、B 症状 嗜表皮、真皮及皮下浸润	无皮肤溃疡，结节可坏死 浸润皮下 不累及真皮和表皮	皮肤溃疡、B 症状 嗜表皮、真皮及皮下浸润
细胞形态	小、中或大细胞，围绕脂肪浸润性生长，形成环状结构	细胞大小不一，异型性小，缺乏炎症细胞浸润，特别是浆细胞，围绕脂肪浸润性生长，形成环状结构	细胞大小不一，形态多样，背景中多种炎症细胞浸润，围绕脂肪浸润性生长，形成环状结构
血管侵犯	血管中心性和血管破坏性浸润	常见血管侵犯，不常见血管中心性浸润	血管中心性和血管破坏性浸润
坏死	凋亡、片状坏死	小灶状坏死	凋亡、片状坏死
IHC	TCRγδ 阳性、CD3 阳性、CD4 阴性、CD8 阳性 / 阴性、CD56 阳性	CD3 阳性、CD8 阳性、CD4 阴性、GrB 阳性、TIA 阳性、CD56 阴性	CD3 阳性、CD43 阳性、CD4 阴性、CD8 阴性、CD56 阳性、GrB 阳性、TIA 阳性
基因检测	EBER 阴性 TCR 克隆性重排	EBER 阴性 TCR 克隆性重排	EBER 阴性 少数 TCR 克隆性重排

1. **皮肤γδT 细胞淋巴瘤**　表现为嗜表皮、真皮和皮下组织浸润，肿瘤细胞围绕脂肪呈环状浸润；可见凋亡和坏死，并常有血管中心性和血管破坏性浸润，肿瘤细胞表达 CD56、TCRγδ 蛋白，EBER 阴性，TCR 受体基因克隆性重排。

2. **脂膜炎样 T 细胞淋巴瘤**　多发性皮下结节,局限于皮下组织,极少累及表皮及真皮,围绕单个脂肪细胞呈花环样外观,淋巴细胞多形性;可有小片状或灶状坏死;缺乏炎症细胞浸润,血管中心性浸润或破坏少见。CD8 阳性,EBER、CD56 阴性。

3. **ENKTCL-N 累及皮肤**　肿瘤细胞灶性或弥漫分布。细胞小、中、大或间变混合,浸润真皮及皮下,背景可见大片坏死和多种炎症细胞,明显血管中心性和血管破坏性浸润。组织学、IHC 和 pcENKTCL 相同,主要鉴别点为临床病理部位(患者鼻部有病灶)。

八、最新进展及小结

皮肤 NK/T 细胞淋巴瘤是一组异质性皮肤淋巴细胞肿瘤,在临床表现、组织学表现、免疫表型和预后方面均存在显著差异(表 19-2)。结外 NK/T 细胞淋巴瘤鼻型几乎都是由小细胞、中等细胞或大细胞组成的 EBV 阳性淋巴瘤,超过 90% 病例是真正的 NK 细胞来源。这些肿瘤表达 CD2、CD3(胞质)、CD56 和细胞毒性颗粒蛋白,CD3 细胞膜呈阴性。极少情况下还有细胞毒性 T 细胞表型。皮肤是第二常见的受累部位,仅次于鼻腔/鼻咽,且皮肤受累可能是该病的原发性或继发性表现。这种淋巴瘤在亚洲、中美洲和南美洲更常见。

表 19-2　原发性皮肤淋巴瘤主要类型的发生率和预后

修订后的 2018 年 WHO-EORTC 分类	发病率 /%	5 年 DSS/%
NK/T 细胞淋巴瘤		
蕈样肉芽肿	39	89
蕈样肉芽肿变体和亚型		
■ 毛囊性蕈样肉芽肿	5	79
■ 佩吉特样(Pagetoid)网状细胞增多症	<1	100
■ 肉芽肿性皮肤松弛症	<1	100
塞扎里(Sézary)综合征	2	30
成人 T 细胞白血病 / 淋巴瘤	<1	未知
原发性皮肤 CD30+T 细胞淋巴增生性疾病		
■ 原发性皮肤间变性大细胞淋巴瘤	10	95
■ 淋巴瘤样丘疹病	15	100
皮下脂膜炎样 T 细胞淋巴瘤	1	87
结外 NK/T 细胞淋巴瘤鼻型	<1	未知
原发性皮肤外周 T 细胞淋巴瘤,罕见亚型		
■ 原发性皮肤 γδT 细胞淋巴瘤	<1	不
■ 原发性皮肤侵袭性嗜表皮 CD8+T 细胞淋巴瘤(暂定)	<1	12
■ 原发性皮肤 CD4+ 小 / 中型多形性 T 细胞淋巴组织增生性疾病	3	100
■ 原发性皮肤肢端 CD8+T 细胞淋巴瘤	<1	100
原发性皮肤外周 T 细胞淋巴瘤,NOS	2	15
皮肤 B 细胞淋巴瘤		
原发性皮肤边缘区 B 细胞淋巴瘤	7	99
原发性皮肤滤泡中心性淋巴瘤	12	95
腿型原发性皮肤弥漫大 B 细胞淋巴瘤	4	52

注:WHO,世界卫生组织;EORTC,欧洲癌症研究和治疗组织;DSS,疾病特异性生存率;NK 细胞,自然杀伤细胞。

pcENKTCL 非常少见，组织学典型特征为多形性淋巴样细胞浸润，侵袭血管壁，常导致广泛性坏死。诊断的关键特征包括免疫表型分析发现 NK/T 细胞标志物（通常为 CD2、CD56、胞质 CD3 阳性，表面 CD3 阴性，CD4 和 CD8 阳性 / 阴性）及存在 EBV，后者通常采用原位杂交法检测 EBV 编码的 RNA（Epstein-Barr virus-encoded RNA，EBER）来确定。其中红斑样、紫癜样斑块型在显微镜下呈血管炎样改变，易误诊、漏诊；肿瘤细胞嗜血管，围绕血管浸润或以血管为中心的破坏生长模式是其诊断提示。pcENKTCL 与 EBV 高度相关；主要表达 CD2、CD3、CD56 及细胞毒性蛋白标志物（GrB、TIA-1、穿孔素）。EBER、CD56、CD4、CD8、TCRγδ 及细胞毒性标志物可在鉴别诊断中起到一定的作用。

此类疾病预后较差，目前尚无统一治疗方案，有单纯化疗、放疗 + 化疗等不同的治疗方案，其中联合治疗可能效果更佳。皮肤外是否出现病变、临床分期、乳酸脱氢酶水平、B 症状都是影响患者预后的因素。

（安晓燕）

参考文献

［1］赵武干，赵海玉，王冠男，等. 原发皮肤少见鼻型结外 NK/T 细胞淋巴瘤 15 例临床病理特征. 中华病理学杂志，2021，50（6）：609-614.

［2］SWERDLOW S H, CAMPO E, HARRIS N L, et al. WHO classifications of tumours of haematopoietic and lymphoid tissues. Lyon：IARC Press，2008.

［3］TAKATA K, HONG M E, SITTHINAMSUWAN, et al. Primary cutaneous NK/T-cell lymphoma, nasal type and CD56-positive peripheral T-cell lymphoma：a cellular lineage and clinicopathologic study of 60 patients from Asia. Am J Surg Pathol, 2015, 39（1）：1-12.

［4］MIYAGAWA F, IIOKA H, FUKUMOTO T, et al. A case of CD8$^+$primary cutaneous peripheral T-cell lymphoma arising from tissue-resident memory T cells in the skin. Br J Dermatol, 2015, 173（2）：612-614.

病例 20

睾丸母细胞性浆细胞样树突细胞肿瘤

一、临床资料

患者，男，50岁，2020年1月因"右侧阴囊坠胀不适"入当地医院就诊。外院彩超：右侧睾丸增大，睾丸内偏低回声、睾丸鞘膜积液。外院术后病理：考虑T细胞淋巴瘤。行E-CHOP方案化疗3个月后发现右臀部、左上肢多发皮肤斑片状肿物，遂来院行右臀部、左上肢肿物切除。

二、入院各项检查资料

体格检查：体温36.2℃，周身浅表淋巴结未触及明显肿大。

血细胞分析：白细胞（white blood cell, WBC）$4.88×10^9$/L，红细胞（red blood cell, RBC）$4.22×10^{12}$/L，血红蛋白（hemoglobin, Hb）141g/L，血小板（platelet, PLT）$177×10^9$/L，中性粒细胞计数$3.24×10^9$/L。

浅表淋巴结彩超：左侧颈部Ⅳ区淋巴结稍大，未见淋巴结门结构，其内血流信号不明显。

骨髓活检病理：未见明确肿瘤侵犯，涂片未见明确肿瘤细胞。

三、病理情况

（一）皮肤肿物切检

1. **肉眼所见** 右臀部、左上肢肿物均为附皮肤的软组织，大小分别为2cm×1.5cm×1.3cm、2.5cm×1cm×0.8cm，皮色暗红，稍隆起于皮表，未见明确溃疡及糜烂；切开皮肤与皮下组织，界欠清，可见灰白色质韧肿物样区。

2. **镜下表现** 大量肿瘤细胞弥漫、均一浸润真皮全层，并扩展至皮下脂肪，肿瘤细胞灶与表皮间可见明显的无细胞浸润带。部分区域瘤细胞中等大小，可见一个至数个小核仁；部分区域瘤细胞中等偏大，胞质丰富，核空泡状，可见明显核仁，部分细胞核偏位，似浆细胞样。未见

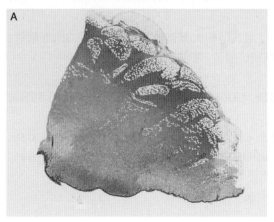

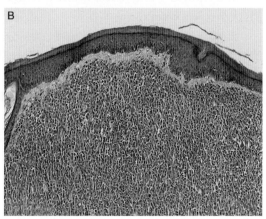

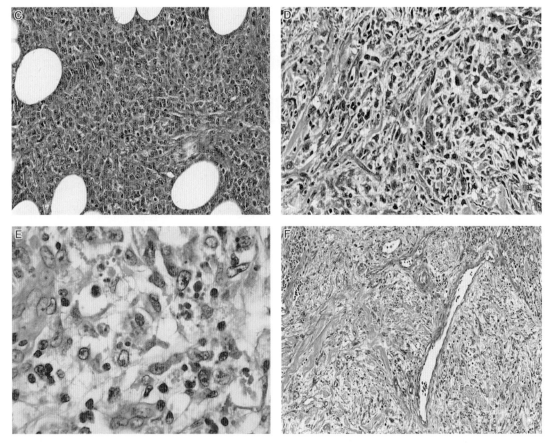

图 20-1　图 A 示大量肿瘤细胞弥漫、均一浸润真皮全层,并扩展至皮下脂肪(HE×4);图 B 示肿瘤细胞灶与表皮间可见明显的无细胞浸润带(HE×10);图 C 示部分区域瘤细胞中等大小,可见一至数个小核仁(HE×20);图 D、E 示部分区域瘤细胞中等偏大,胞质丰富,核空泡状,可见明显核仁,部分细胞核偏位,似浆细胞样(HE×20、HE×40);图 F 示未见明确血管浸润、凝固性坏死及成熟的炎症细胞浸润(HE×20)

明确血管浸润、凝固性坏死及成熟的炎症细胞浸润(图 20-1)。

（二）外院睾丸肿物

1. **大体所见**　右睾丸及部分精索,睾丸大小 7cm×4.5cm×3.5cm;切面见睾丸内一灰白色肿物,大小 6.5cm×4cm×3cm,实性质中,白膜完整。

2. **镜下表现**　大量肿瘤细胞弥漫、均一分布,睾丸结构大部被破坏,可见残存的曲细精管,瘤细胞中等大小,可见一至数个小核仁,部分瘤细胞核偏位,浆细胞样(图 20-2)。

3. **皮肤肿物免疫组织化学染色**

（1）阳性表达指标:LCA、CD4、CD43、CD56、CD68(散在核旁点状阳性)、Ki-67(40%)、CD123(图 20-3)。

（2）阴性表达指标:CK、S-100、CD20、PAX5、CD79a、CD3、CD5、TdT、cyclin D1、CD30、ALK、MUM1、CD38、CD138、CD117、CD34、MPO、TIA-1、granzyme B、perforin、HMB45、Melan-A。

4. **皮肤肿物原位杂交**　EBER 阴性。

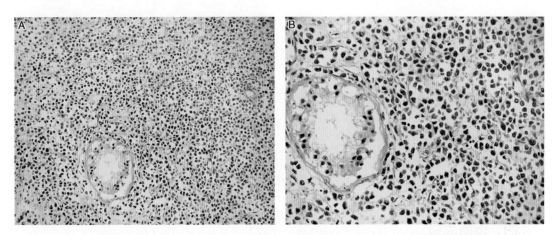

图 20-2 大量肿瘤细胞弥漫、均一分布,睾丸结构大部被破坏,可见残存的曲细精管,瘤细胞中等大小,可见一至数个小核仁,部分瘤细胞核偏位,似浆细胞样(图 A、B 示 HE×10 和 HE×20)

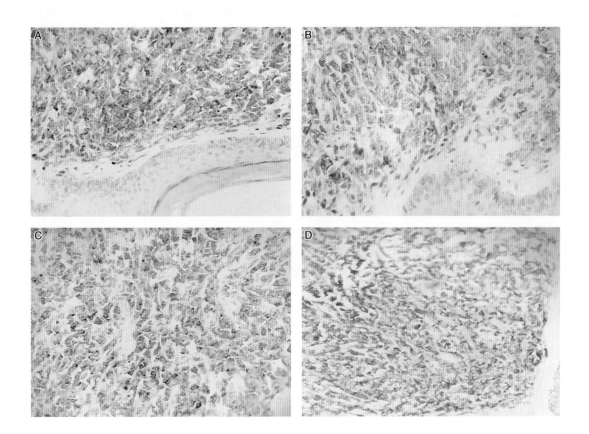

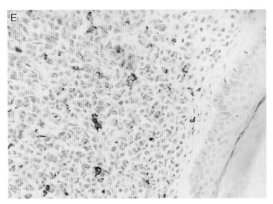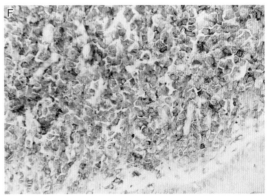

图20-3　免疫组化表达阳性的指标
图A～F分别显示 LCA、CD4、CD43、CD56、CD68、CD123。

四、诊断思路

本例患者临床特点：①无发热、贫血等症状；②未发现浅表淋巴结肿大；③先后出现睾丸及皮肤肿物，病理形态大致相同。镜下特点：①部分区域存在中等大小的细胞弥漫性浸润，细胞较一致，瘤细胞核不规则，染色质细致，可见小核仁，核分裂象多见；②部分区域瘤细胞中等偏大，胞质丰富，核呈空泡状，可见明显核仁，部分细胞核偏位，似浆细胞样；③缺乏血管浸润、凝固性坏死及成熟的炎症细胞浸润。免疫组化特点：①只有 LCA、CD4、CD43、CD56、CD68 阳性，Ki-67(40%)阳性；②其他 B 系、T 系、髓系标志物均为阴性。综上，考虑是否为其他少见的淋巴造血系统肿瘤，查阅文献，加做 CD123，结果为阳性。最终诊断：母细胞性浆细胞样树突状细胞肿瘤(blastic plasmacytoid dendritic cell neoplasm，BPDCN)。

五、治疗及随访情况

患者家属拒绝进一步骨髓学检查及继续治疗，处于失访状态。

六、诊断及鉴别诊断要点

诊断要点

BPDCN 是一种少见的血液系统恶性肿瘤，以未成熟的浆细胞样树突状细胞(plasmacytoid dendritic cell，pDC)克隆性增生为特征。临床显著标志是以侵犯皮肤为主，随后或同时扩展至骨髓及外周血。全身转移及生存期短是其特征，男女比例3.3∶1。可发生于任何年龄，以老年人多见，中位年龄67岁，发病原因未知。

1. **发病部位**　本病可以同时侵犯多个部位，但几乎所有患者都有皮肤(约100%)侵犯，其次是骨髓和外周血(60%～90%)，以及淋巴结(40%～50%)，以睾丸起病罕见。

2. **临床表现**　患者常表现为无症状的孤立性或多发皮肤损害，皮损可呈结节样/斑块或瘀斑样。初诊时约20%患者可见局部淋巴结肿大。初诊时骨髓及外周血常常没有病变或病变轻微，但随着疾病进展必然会侵犯骨髓。

3. **形态学**　典型的特征：①中等大小的母细胞弥漫单一性浸润，瘤细胞核不规则，卵圆形或轻微扭曲，染色质细致，可见一个至数个小核仁；②核分裂象不定，Ki-67 指数一般为中 - 高度(20%～80%)；③缺乏血管浸润、凝固性坏死及成熟的炎症细胞浸润。本例特征：部分区域瘤细胞中等大小，形态较为典型；部分区域瘤细胞中等偏大，胞质丰富，核呈空泡状，可见明显核仁，部分细胞核偏位，似浆细胞样。文献报道，仅 50%～60% 的病例具有典型的 BPDCN 形态，余病例存在形态多样性，如核拉长、扭曲、胞质丰富或呈中心细胞样形态。因此 BPDCN 的诊断不能只靠形态，要结合免疫组化表达综合判断。

4. **部位特征** ①皮肤：大量肿瘤细胞弥漫、均一浸润真皮全层，可扩展至皮下脂肪，而不侵犯表皮，肿瘤细胞灶与表皮间可见明显的无细胞浸润带（Grenz 带）。②淋巴结：受累部位为滤泡间区及髓质区，呈白血病浸润模式，通常不侵犯滤泡。

5. **免疫表型** 肿瘤细胞常表达 CD4、CD56、CD123、BDCA-2/CD303、TCL1 等。CD4 和 CD56 共同强阳性被认为是经典的 BPDCN 免疫表型，但 8% 的病例缺乏 CD4 或 CD56 阳性表达。免疫组织化学染色（immunohistochemistry staining，IHC）为确诊 BPDCN 的标准（2017 版 WHO 分类）：①CD4 和 / 或 CD56 阳性；②CD123、BDCA-2/CD303、TCL1 等，其中一种或多种 pDC 相关标志物阳性；③排除淋系及髓系肿瘤。上述三者缺一不可。若仅符合①、②中的一项，外加上③时，WHO 建议诊断为急性未定系列白血病较为适宜。约有 50%～80% 的病例表达 CD68（胞质内点状阳性）。TdT 在约 1/3 的病例中表达，阳性细胞数在 10%～80% 之间，亦常见 CD33、CD7、CD43、CD45RA 阳性。一般不表达 B 系（PAX5、CD79a、CD20）、T 系（CD3、CD5）、髓系（MPO、CD117、CD34）及自然杀伤细胞（natural killer cell，简称 NK 细胞）相关（细胞毒 granzyme B、TIA-1、perforin）的标志物。

6. **遗传学** 2/3 患者有核型异常，但没有特异性的染色体异常。

七、鉴别诊断

主要包括以下几类疾病，详见表 20-1。

表 20-1　BPDCN 与其他疾病的鉴别要点

疾病	CD4	CD56	CD123	TdT	髓系标志物（CD13、CD15、CD117、MPO）	EBER	T 系标志物（CD2、CD3、CD5、CD7、CD8）
BPDCN	阳性	阳性	阳性	阳性 / 阴性 强弱不一	阴性	阴性	阴性 部分病例 CD7 阳性
急性髓系白血病 / 髓系肉瘤	阳性 / 阴性	阳性	阳性 / 阴性	阳性 / 阴性 强弱不一	阳性	阴性	阴性 部分病例 CD7 阳性
结外 NK/T 细胞淋巴瘤	阴性	阳性	阴性	阴性	阴性	阳性	阳性
皮肤 γδT 细胞淋巴瘤	阴性	阳性	阴性	阴性	阴性	阴性	阳性
T 淋巴母细胞淋巴瘤	阳性 / 阴性	阳性 / 阴性	阴性	阳性 弥漫强阳性	阴性 CD117 偶表达	阴性	阳性

1. **急性髓系白血病 / 髓系肉瘤** 年龄宽泛。由中至大型造血细胞组成，具有细腻的染色质和数量不等的明显核仁。IHC：CD4 阳性 / 阴性、CD56 阳性、CD123 阳性 / 阴性、CD43、MPO、CD34、CD117 等髓系相关抗原表达。

2. **结外 NK/T 细胞淋巴瘤** 常见于成年男性。细胞大小不一，形态多样。肿瘤细胞围绕血管生长，浸润并破坏血管壁；片状凝固性坏死；某些病例背景富于炎症细胞。IHC：CD4 阴性、CD56 阳性、CD123 阴性、CD2、CD3、TIA-1、穿孔素和颗粒酶 B 等表达，绝大多数病例 EBER 阳性。

3. 皮肤 γδT 细胞淋巴瘤　大部分发生于成人，无男女差别。同时出现真皮和表皮的浸润，肿瘤细胞体积中等或中等偏大，染色质粗凝块，体积大的瘤细胞可有母细胞样泡状核，部分可见明显核仁，可见血管浸润。IHC：CD4 阴性、CD56 阳性、CD123 阴性、CD2、CD3、TCRδ、TIA-1、穿孔素和颗粒酶 B 等表达。

4. T 淋巴母细胞淋巴瘤　主要累及儿童和青少年，男性多发，少数成人也可发生。常表现为生长迅速的纵隔肿物，可累及淋巴结、皮肤等。瘤细胞形态较一致，小到中等大小，胞质稀少，细胞核圆形或椭圆形，核膜不同程度卷曲，染色质细腻，核仁通常不明显。IHC：CD4 阳性 / 阴性、CD56 阳性 / 阴性、CD123 阴性、TdT、CD7、CD43、CD3ε、CD99、CD34、CD1a 等表达。需要注意的是：BPDCN 部分病例可表达 TdT、CD7 和 CD43，T 淋巴母细胞淋巴瘤 CD4 和 CD56 也可呈阳性，需要结合临床病史及其他免疫组化等进行综合判断。对于疑难病例，分子检测有助于确诊。

5. 其他　①间变性大细胞淋巴瘤：CD30 表达、ALK 部分表达、大部分病例表达细胞毒相关抗原和 EMA。②原发皮肤的弥漫大 B 细胞淋巴瘤（diffuse large B cell lymphoma，DLBCL）：CD20、CD79a、PAX5 表达。③朗格汉斯（Langerhans）细胞肉瘤：S-100、CD1a、langerin 表达。④组织细胞肉瘤：CD68、CD163 表达。

八、最新进展及小结

BPDCN 是一种罕见的侵袭性骨髓和血液恶性血液病，可影响其他器官，如淋巴结、脾脏、中枢神经系统和皮肤。事实上大多数 BPDCN 患者都存在皮肤损伤，这些皮肤损伤通常呈深紫色，患者常出现多发皮肤损伤。诊断为 BPDCN 的男性多于女性（比例约为 4 : 1），最常见于 60 岁及以上患者[1-2]。BPDCN 患者表现出与某些类型的白血病或淋巴瘤相似的疾病特征。因此，准确的病理诊断对于患者获得最好的护理非常重要。BPDCN 也可以从先前的骨髓增生异常综合征（myelodysplastic syndrome，MDS）或慢性粒单核细胞白血病（chronic myelomonocytic leukemia，CMML）演变而来，因此应对有这些疾病和皮肤损伤的患者进行 BPDCN 的专门评估。BPDCN 以前被称为成细胞 NK 细胞白血病和颗粒状 CD4+/CD56+ 血液皮肤肿瘤，2008 年被 WHO 正式命名[3-5]。

BPDCN 中位生存期小于 2 年（17～34 个月）。一项回顾性研究结果证实年龄是其独立预后因素，儿童 BPDCN 在临床上的恶性程度较成人低，通常预后尚可，而成人患者预后极差。年龄 ＞60 岁、染色体核型异常和 TdT 阴性均提示该患者预后较差。BPDCN 在历史上一直是一种难以诊断和治疗的疾病。在没有批准的疗法和治疗患者共识方法的情况下，用于急性淋巴细胞白血病、急性髓系白血病和淋巴瘤患者的治疗方案取得的成功非常有限[6-8]。BPDCN 的主要临床问题是大多数患者的年龄为 68～72 岁，在这个年龄范围内的许多患者无法接受用于急性白血病的强化化疗，因此不会进行干细胞移植。最新研究显示，所有 BPDCN 细胞都过表达 CD123（白细胞介素 3 受体）；Tagraxofusp（SL-401）是一种 CD123 定向细胞毒素，由与截短的白喉毒素融合的人白细胞介素 3 组成，是第一种专门批准用于成人和 2 岁或以上儿童的 BPDCN 靶向药物[9]。

小结：①没有单一的形态学特征能完全区别 BPDCN。②任何由单一的中等大小未成熟细胞组成的浸润，尤其是累及皮肤或淋巴结的，都要考虑 BPDCN。③BPDCN 皮肤浸润不累及表皮，并缺乏明显坏死，没有嗜血管现象。④CD4 和 CD56 强阳表达提示 BPDCN，但不能作为唯一诊断标志物，而且这两者也可能呈阴性。⑤pDC 特异性标志物（CD123、BDCA-2、TCL1 等）对确定诊断非常有用。⑥BPDCN 以除皮肤外的其他器官受累为首发少见。本例首先发生在睾丸，易造成误诊，后续才出现了皮肤症状。每种疾病都有它的特殊性，只有在理论上充分掌握每种疾病的特点，才能作出正确的诊断。

（刘嘉琳）

参考文献

［1］COTA C, VALE E, VIANA I, et al Cutaneous manifestations of blastic plasmacytoid dendritic cell neoplasm-morphologic and phenotypic variability in a series of 33 patients. Am J Surg Pathol, 2010, 34（1）: 75-87.

［2］KIM M J, NASR A, KABIR B, et al. Pediatric blastic plasmacytoid dendritic cell neoplasm: a systematic literature review. J Pediatr Hematol Oncol, 2017, 39（7）: 528-537.

［3］TAYLOR J, HADDADIN M, UPADHYAY V A, et al. Multicenter analysis of outcomes in blastic plasmacytoid dendritic cell neoplasm offers a pretargeted therapy benchmark. Blood, 2019, 134（8）: 678-687.

［4］VENUGOPAL S, ZHOU S, El JAMAL S M, et al. Blastic plasmacytoid dendritic cell neoplasm-current insights. Clin Lymphoma Myeloma Leuk, 2019, 19（9）: 545-554.

［5］LUCIONI M, NOVARA F, FIANDRINO G, et al. Twenty-one cases of blastic plasmacytoid dendritic cell neoplasm: focus on biallelic locus 9p21.3 deletion. Blood, 2011, 118（17）: 4591-4594.

［6］ARBER D A, ORAZI A, HASSERJIAN R, et al. The 2016 revision to the World Health Organization classification of myeloid neoplasms and acute leukemia. Blood, 2016, 127（20）: 2391-2405.

［7］AOKI T, SUZUKI R, KUWATSUKA Y, et al. Long-term survival following autologous and allogeneic stem cell transplantation for blastic plasmacytoid dendritic cell neoplasm. Blood, 2015, 125（23）: 3559-3562.

［8］HAN L, QIU P, ZENG Z, et al. Single-cell mass cytometry reveals intracellular survival/proliferative signaling in FLT3-ITD-mutated AML stem/progenitor cells. Cytometry A, 2015, 87（4）: 346-356.

［9］PEMMARAJU N, LANE A A, SWEET K L, et al. Tagraxofusp in blastic plasmacytoid dendritic-cell neoplasm. N Engl J Med, 2019, 380（17）: 1628-1637.

病例21

脾脏指突状树突状细胞肉瘤

一、临床资料

患者，女，64岁，因"发现脾脏占位7月余"入院。2021年1月无明显诱因出现左侧季肋部疼痛不适，彩超提示脾脏占位，大小3.1cm×2.8cm×2.6cm。未特殊处理，症状反复。2021年5月外院查PET/CT提示：脾脏转移瘤可能。2021年7月查CT提示：脾脏占位较前增大，较大结节7.2cm×5.6cm。自发病以来，患者无发热、体重无明显变化。

既往史：2017年10月行右乳腺癌手术治疗。术后病理提示：右乳浸润性癌Ⅱ级，pTNM分期为$pT_2N_0M_0$，术后行6周期化疗。

二、影像学检查

腹部CT增强扫描：脾脏弥漫分布结节及肿物，部分呈融合状，大者7.2cm×5.6cm，边缘模糊，增强扫描呈轻度强化，考虑恶性，转移与原发待鉴别（图21-1）。

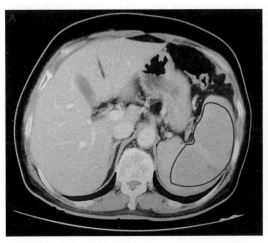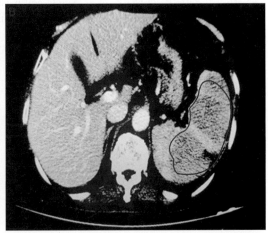

图21-1 图A、B示红色标记处为脾脏弥漫分布结节及肿物，部分呈融合状，大者7.2cm×5.6cm，边缘模糊

三、实验室检查

白细胞计数$4.62×10^9$/L，血红蛋白84g/L，血小板计数$50×10^9$/L。白细胞、红细胞、血小板均不同程度下降。

四、病理情况

1. **大体检查** 脾脏大小13cm×13cm×7cm，多切面切开，被膜下见一肿物，大小10cm×10cm×5.5cm，切面灰褐、质韧，局灶灰黄，与周围脾组织分界不清（图21-2）。

2. **镜下表现**　脾脏内可见弥漫梭形细胞,细胞边界模糊,形成席纹状或轮状生长模式。核呈椭圆形,染色质分布均匀。核仁小但突出,有时是多核的,肿瘤中心呈结节样,伴大片坏死,见图21-3、图21-4。

3. **免疫组织化学染色**　AE1/AE3、EMA、GATA3、CD34、D2-40、Fli-1不表达,CD21、CD23、ALK、CD30呈阴性表达(图21-5~图21-7)。

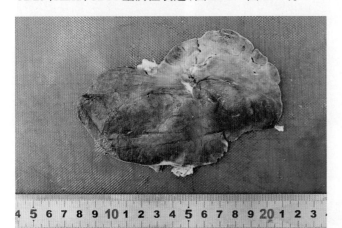

图21-2　脾脏大小13cm×13cm×7cm,多切面切开,被膜下见一肿物,大小10cm×10cm×5.5cm

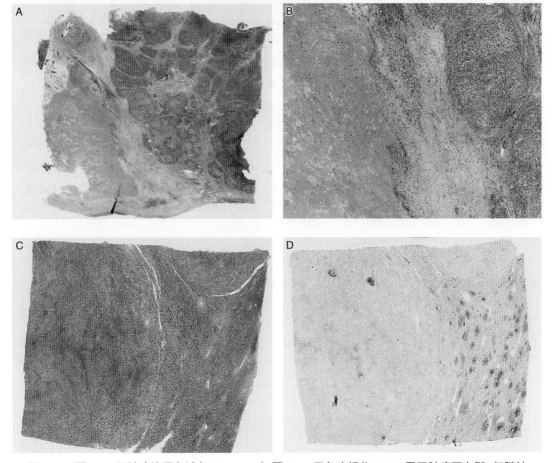

图21-3　图A、B示肿瘤边界欠清(40×、100×);图C、D示免疫组化CD23显示肿瘤区白髓、红髓结构破坏(40×、40×)

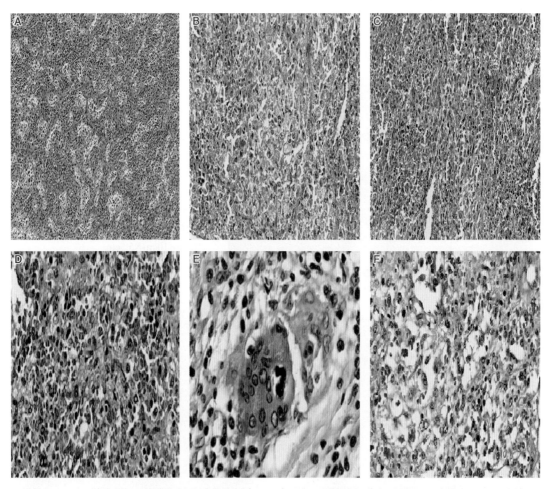

图 21-4 HE 染色图 A 示肿瘤部分成簇区域（100×）；图 B 示肿瘤细胞部分胞质呈空泡样，似印戒细胞样（200×）；图 C 示肿瘤部分细胞呈短梭形（200×）；图 D 示瘤细胞核型不规则，可见含铁血黄素沉积（400×）；图 E 示多核瘤巨细胞（400×）；图 F 示泡状核，核大小不一，有核仁（400×）

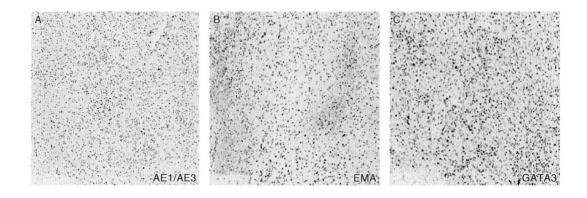

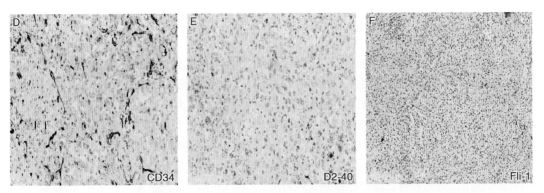

图 21-5　图 A～F 示免疫组化 AE1/AE3、EMA、GATA3、CD34、D2-40、Fli-1 不表达（200×）

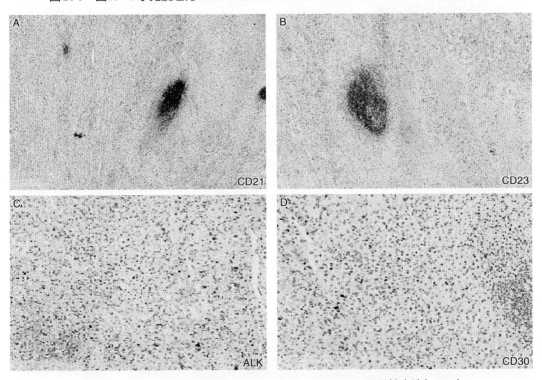

图 21-6　图 A～D 示免疫组化 CD21、CD23、ALK、CD30 呈阴性表达（100×）

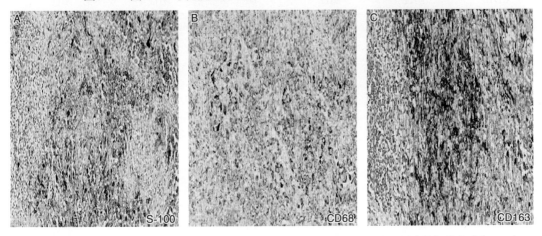

图 21-7　图 A～C 示免疫组化 S-100、CD68、CD163 呈阳性表达，支持指突状树突状细胞肉瘤（200×）

五、诊断思路

本例患者以左侧季肋部疼痛不适为首发症状，影像学提示脾脏占位并进展迅速。镜下显示：肿瘤细胞呈束状和漩涡状生长，伴淋巴细胞浸润；肿瘤细胞呈短梭形或卵圆形，细胞核为泡状核，核大小不一，有核仁，细胞界限不清。免疫组化 S-100、CD68、CD163 表达，AE1/AE3、EMA、GATA3、ALK、CD30、CD21、CD23、CD34、D2-40、Fli-1 不表达除外了乳腺癌、间变性大细胞淋巴瘤、滤泡树突状细胞肉瘤、血管源性肿瘤等，诊断为指突状树突状细胞肉瘤。本病尚无公认的诊断标准，主要根据肿瘤细胞的组织学表现、免疫组织化学染色特征和超微结构分析，同时排除其他组织细胞和淋巴增殖性疾病免疫分型。

六、诊断及鉴别诊断

（一）诊断要点

指突状树突状细胞肉瘤起源于造血干细胞来源的 T 细胞抗原呈递细胞，即位于淋巴结副皮质区的并指状树突状细胞，是一种罕见的肿瘤。指突状树突状细胞肉瘤（interdigitating dendritic cell sarcoma, IDCS）大部分发生于淋巴结，也可以发生于淋巴结外，包括肝、皮肤、肾、肺、胸膜、乳腺、消化道、膀胱、睾丸、子宫和颅内等。

IDCS 的肿瘤细胞通常为梭形或卵圆形，呈束状或漩涡状排列。肿瘤细胞的细胞质丰富，界限不清，细胞核的异型性和核分裂活性在不同病例之间的差异很大。肿瘤间夹杂的炎症细胞以 T 淋巴细胞为主，坏死并不常见。超微结构显示，肿瘤细胞复杂的细胞突起，可见少量的溶酶体，缺乏伯贝克（Birbeck）颗粒和桥粒连接结构。IDCS 的病因尚不明确，近年来有研究显示，IDCS 继发于慢性淋巴细胞白血病、滤泡性淋巴瘤、弥漫大 B 细胞淋巴瘤等其他淋巴造血系统疾病，并检测到 IDCS 发生淋巴细胞克隆性重排、*BCL2* 基因易位及 *MYC* 基因易位等[1]。

（二）鉴别诊断

主要包括以下几类疾病，见表 21-1。

表 21-1 指突状树突状细胞肉瘤与其他疾病的鉴别要点

标志物	指突状树突状细胞肉瘤	滤泡树突状细胞肉瘤	恶性黑色素瘤	组织细胞肉瘤	朗格汉斯细胞组织细胞增生症
CD1a	阴性	阴性	阴性	阴性	阳性
CD21	阴性	阳性	阴性	阴性	阴性
CD23	阴性	阳性	阴性	阴性	阴性
CD35	阴性	阳性	阴性	阴性	阴性
CD68	阳性	阴性	阴性	阳性	阳性/阴性
CD163	阳性	阴性	阴性	阳性	阴性
langerin	阴性	阴性	阴性	阴性	阳性
S-100	阳性	阳性/阴性	阳性	阳性/阴性	阳性
HMB45	阴性	阴性	阳性	阴性	阴性
Melan-A	阴性	阴性	阳性	阴性	阴性

1. **滤泡树突状细胞肉瘤**　肿瘤细胞核增大,滤泡树突状细胞标志物 CD21、CD23、CD35 阳性表达,超微结构可见细胞突起和桥粒连接。

2. **间变性大细胞淋巴瘤**　肿瘤细胞可出现马蹄样核或肾形核,免疫组化 CD30 和 ALK 阳性表达,而 S-100 呈阴性表达。

3. **恶性黑色素瘤**　肿瘤细胞核仁突出,免疫组化除了 S-100 表达外,还表达 HMB45、Melan-A 等。

4. **组织细胞肉瘤**　肿瘤细胞可为圆形、椭圆形、梭形,细胞核大。表达 CD68、CD163,可以表达 S-100,但是一般表达不强,患者全身症状(发热、体重减轻等)更常见。

5. **朗格汉斯细胞组织细胞增生症**　肿瘤细胞有核沟,免疫组化表达 S-100,且 CD1a、langerin 强表达。

七、最新进展及小结

树突状细胞作为抗原呈递细胞,是非淋巴样和非吞噬性免疫辅助细胞,存在于淋巴样或非淋巴样器官中。三种主要亚型包括滤泡树突状细胞(follicular dendritic cell, FDC)、并指状树突状细胞(interdigiting dendritic cell, IDC)和成纤维网状细胞(fibroblastic reticular cell, FRC)。FDC 是初级和次级淋巴滤泡的主要成员,它们在其中以空间形式将抗原呈递给 B 细胞并维持体液免疫应答。FDC 来源于间充质细胞,表达 FDC 分化的标志物,包括 CD21、CD35、R4/23 和 KiM4。IDC 分布于淋巴结的副皮质和深部皮质等淋巴器官的 T 细胞区,脾脏中的小动脉周围淋巴鞘和黏膜相关淋巴组织的滤泡间区域。它们将抗原呈递给 T 细胞并调节细胞免疫应答。与 FDC 不同,IDC 通过三种不同的途径由造血前体细胞转化或分化而来,如朗格汉斯细胞随着捕获的抗原行进到淋巴结时的转化,以及骨髓和淋巴前体细胞的分化。缺乏伯贝克颗粒和 S-100 及 CD68 阳性将 IDC 与其他亚型区分开来。成纤维网状细胞参与淋巴器官的网状网络并合成细胞外基质成分。成纤维网状细胞有助于维持细胞因子微环境稳定并调节淋巴细胞反应。由这三种细胞引起的肿瘤罕见,分别命名为滤泡树突状细胞肉瘤(follicular dendritic cell sarcoma, FDCS)、IDCS 和成纤维网状细胞瘤(fibroblastic reti-cular cell tumor, FRCT)。临床表现及影像表现缺乏特异性,IDCS 的组织学形态虽有一定特点,但缺乏特异性,与淋巴结的其他梭形细胞肿瘤,特别是 FDCS、朗格汉斯细胞组织细胞增生症及组织细胞肉瘤等难以区分,确诊依赖于免疫组化指标的应用[1]。

FDCS 患者通常表现为缓慢生长的无痛性肿块,约 30% 的患者出现孤立性淋巴结内病变,60% 的患者有孤立性淋巴结外病变,仅 10% 的患者同时存在淋巴结内和淋巴结外受累,组织学上表现为漩涡状排列的梭形细胞。在一些患者中,已经观察到合并卡斯尔曼病。巩固放疗可以防止切除的局部疾病复发。化疗方案在 FDCS 中未显示出持久的抗肿瘤活性[1]。

IDCS 患者通常表现为淋巴结肿大。IDCS 的临床病程多变,化疗可达到不同程度的缓解。FDCS 和 IDCS 是罕见的肿瘤,可能给病理诊断带来困难,IDCS 比 FDCS 表现出更具侵略性的行为并最终可能死于疾病进展。对于此类疾病,尚无统一的治疗方案。对于局灶的 IDCS,可手术切除[2],部分病例进行化疗后效果不佳[3]。有病例用 *BRAF*-V600 突变的靶向药物维莫非尼(vemurafenib)治疗后出现并发症而停止用药,无法评估疗效[4]。

(罗宜洋)

参考文献

[1] SAYGIN C, UZUNASLAN D, OZGUROGLU M, et al. Dendritic cell sarcoma: a pooled analysis including 462 cases with presentation of our case series. Crit Rev Oncol Hematol, 2013, 88(2): 253-271.

［2］PERKINS S M, SHINOHARA E T. Interdigitating and follicular dendritic cell sarcomas: a SEER analysis. American J Clin Oncol, 2013, 36(4): 395-398.

［3］ZHAO C, XIE X, GAI D Z, et al. Interdigitating dendritic cell sarcoma of the spleen with hepatic failure after chemotherapy: A case report. Medicine, 2019, 98(19): e15535.

［4］DI LISO E, PENNELLI N, LODOVICHETTI G, et al. Braf mutation in interdigitating dendritic cell sarcoma: a case report and review of the literature. Cancer Biol Ther, 2015, 16(8): 1128-1135.

原发于脑的淋巴瘤

一、临床资料

患者，男，32岁，因"头痛伴恶心、呕吐、右耳耳鸣9年余，复视4年余"入院。入院诊断：脑占位性病变(考虑神经外胚叶肿瘤)，癫痫大发作(全面强直-阵挛性发作)，放疗史，疼痛(中重度)，手术镇痛、镇静，失眠。

病史(图22-1)：患者于9年前无明显诱因出现头痛、恶心、呕吐，伴右耳耳鸣、听力下降及突发意识障碍，持续2～3秒后缓解，就诊于山东某医院，给予相关治疗后无缓解(具体治疗不详)并出现走路不稳。患者出院后进一步就诊于北京某医院，行腰椎穿刺后，脑脊液细胞涂片提示"可见较多量变性核大细胞，高度怀疑为肿瘤细胞"，特需会诊考虑"脑膜瘤可能性大"，给予甘露醇降颅内压等治疗后未见明显好转。患者出院后就诊于北京另一家医院，行腰椎穿刺后，脑脊液细胞涂片提示"镜下见多量成堆的肿瘤细胞，细胞体积大，核质比高，有异型性，核分裂象多见"。免疫组化提示 CK、HMB45、CD20、PAX5、MPO、GFAP、CD56 阴性，CD3(散在阳性)、CD99 阳性。考虑为低分化的恶性肿瘤，原始神经上皮源性肿瘤可能性大，全身 PET/CT 未见异常，给予甘露醇脱水治疗后无明显缓解。出院后进一步就诊于天津某医院，病理科会诊后考虑"原始神经外胚叶肿瘤"，给予放疗和化疗后好转。4年前患者出现复视。3年前患者于天津某医院行化疗囊置入术，规律鞘注"阿糖胞苷＋地塞米松＋甲氨蝶呤"2次后化疗囊堵塞。1年前患者又就诊于山东某医院，因脑积水行脑室-腹腔分流术，并给予替莫唑胺化疗。2周前患者无明显诱因出现意识丧失伴全身抽搐，就诊于济宁市某医院，给予抗癫痫治疗后好转出院。现患者诉右耳听力下降伴耳鸣，复视，走路不稳。为求进一步诊治，来院就诊，收住入院。患者自发病以来，睡眠欠佳，精神差，饮食差，便秘，小便正常，体重无明显改变。否认有家族性肿瘤、感染性疾病、遗传性疾病史。

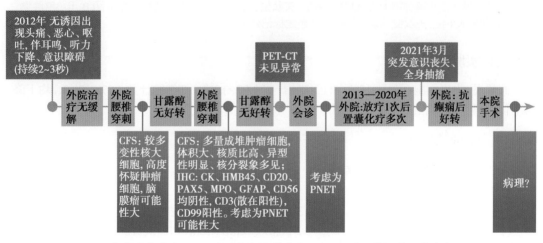

CFS.电荷流分离法；IHC.免疫组织化学染色；PNET.原始神经外胚叶肿瘤。

图22-1　病史

二、影像学检查

颅脑磁共振成像（magnetic resonance imaging，MRI）显示：①额骨左侧局部骨质不连续，额骨右侧可见外凸性结节，右侧额叶至侧脑室内可见引流管影；②左侧小脑半球多发结节，大者约 2.3cm×1.5cm（图 22-2），T_1WI 呈等信号，T_2WI 呈等信号，弥散加权成像（diffusion weighted imaging，DWI）扩散受限，增强扫描可见中度均匀强化，结节周围可见小片水肿信号，转移瘤较脑膜瘤可能性大；③双侧脑室及第三脑室轻度扩张。中线结构居中。

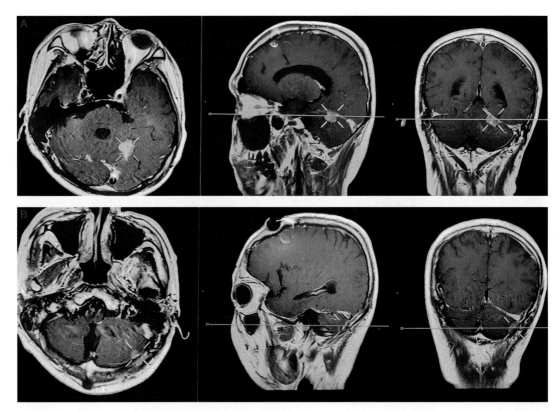

图 22-2　图 A 示小脑肿物①，分别从水平位、矢状位、冠状位展示（蓝色线标记处）；图 B 示小脑肿物②，分别从水平位、矢状位、冠状位展示（蓝色线标记处）

三、实验室检查

血常规：淋巴细胞百分数 17%，淋巴细胞计数 0.97×10⁹/L，红细胞计数 4.27×10¹²/L，均下降。血生化：α-羟丁酸脱氢酶 139.9U/L，升高。

四、病理情况

左侧小脑幕肿物术中及术后病理

1. **肉眼所见**

（1）冰冻：灰白实性质软组织，大小 1.3cm×0.9cm×0.4cm，全埋。

（2）术后：灰黄灰褐质软组织一块，大小 2cm×1.8cm×1.5cm，切面灰黄灰粉、细腻质软，全埋。

2. **镜下表现**　肿瘤细胞形态比较均匀一致，小到中等大小，弥漫分布；瘤细胞核圆形，染色质细腻、均匀分布，核仁不明显或有小核仁，核分裂象十分丰富（图 22-3）。

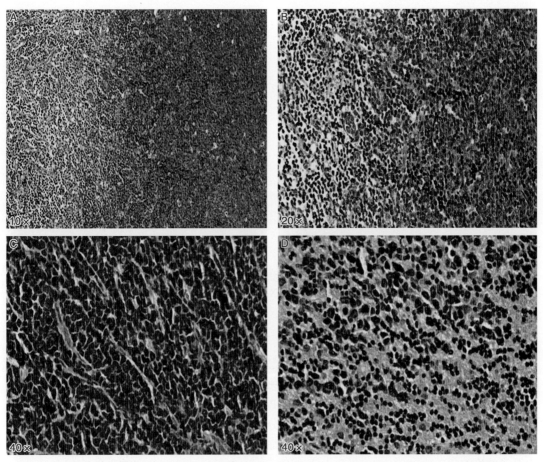

图 22-3　图 A、B 分别显示 10 倍和 20 倍镜下形态特征；图 C、D 分别显示 40 倍镜下肿瘤细胞密集区及疏松区，细胞形态比较一致，黏附性小，细胞小到中等大小，具有"小蓝圆"特征，核分裂象丰富

3. **免疫组化**　弥漫强阳性表达的标记物包括 TdT、CD34、CD19、CD79a、PAX5、Fli-1、vimentin；弱阳性表达的标记物包括 CD99 和 CD10；阴性表达的标记物包括 AE1/AE3、GFAP、Olig2、NSE、ChrA、Syn、CD56、NF、S-100、CD57、CD30、GrB、TIA-1、CD1a、MPO、CD117、LCA、CD45RO、CD20、CD2、CD3、CD4、CD7、CD8；Ki-67（80% 阳性）（图 22-4）。

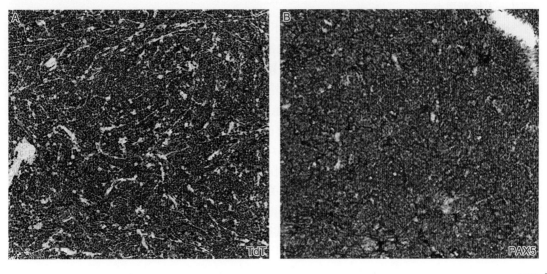

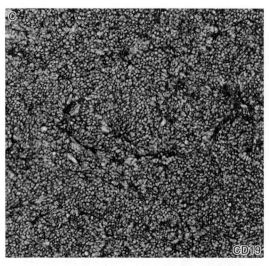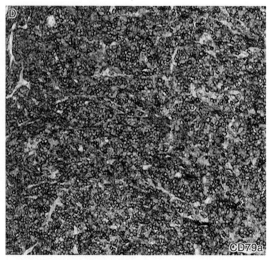

图 22-4　肿瘤免疫组织化学染色表达情况

图 A～D 分别显示 TdT、PAX5、CD19、CD79a 均强阳性。

五、诊断思路

本例患者以小脑肿物入院,肿瘤细胞形态比较均匀一致,密集排列,无黏附性,小到中等大小,细胞具有"小蓝圆"特征,核分裂象丰富。免疫组化肿瘤细胞表达淋巴母细胞标志物 TdT、CD34,表达 B 淋巴细胞标记物 CD19、CD79a、PAX5,并且 Ki-67(80% 阳性);不表达 T 细胞分化抗原 CD2、CD3、CD4、CD7、CD8,及神经内分泌肿瘤标志物 CD56、ChrA、Syn 等。

诊断: 形态及免疫组化结果符合 B 淋巴母细胞淋巴瘤 / 白血病。建议进一步结合临床外周血及骨髓检查。

六、治疗及随访情况

2021 年 6 月患者前往北京某医院行骨髓穿刺检查,无骨髓侵犯。随后前往天津某医院进行化疗。

七、诊断及鉴别诊断要点

(一)诊断要点

淋巴母细胞淋巴瘤 / 白血病是一组来源于不成熟前体淋巴细胞的高度侵袭性肿瘤。根据免疫表型可分为 B 淋巴细胞来源和 T 淋巴细胞来源的淋巴母细胞淋巴瘤 / 白血病。临床上,仅表现为肿块而不伴有或伴有轻微外周血及骨髓受累时诊断为淋巴母细胞淋巴瘤,有广泛外周血及骨髓受累时则诊断为急性淋巴细胞白血病,当外周血、骨髓累及不确定时则诊断为淋巴母细胞淋巴瘤 / 白血病。该病 70%～80% 的患者为儿童,且男性多于女性。对于淋巴母细胞淋巴瘤,通常 T 系远高于 B 系(90% 与 10%);反之,对于淋巴细胞白血病,B 淋巴细胞表型则远多于 T 淋巴细胞表型(80% 与 20%)。B 淋巴母细胞淋巴瘤 / 白血病好发于骨髓、外周血和外周淋巴结,而 T 淋巴母细胞淋巴瘤 / 白血病往往发生在纵隔。临床表现取决于该病累及的部位,骨髓侵犯相关的症状包括发热、疲倦、骨关节痛;纵隔侵犯相关的症状包括前纵隔的压迫症状,伴或不伴上腔静脉综合征;此外肝脾大常见,颅脑、皮肤、软组织、睾丸可见肿瘤侵犯[1-2]。本例原发于脑,非常少见,诊断中需要首先除外系统性病变累及脑组织。

组织学上,肿瘤细胞形态比较均匀一致,小到中等大小,弥漫分布。瘤细胞核圆形或卵圆形,染色质细腻、粉尘样均匀分布,核仁不明显或有小核仁。核分裂象十分丰富,可见星空现象。B 淋巴细胞来源和 T 淋巴细胞来源在形态学上无法区别,需要依赖免疫组化[3]。

免疫组织化学染色可见肿瘤细胞弥漫表达特征性标志物 TdT,不同程度表达 CD34、CD99、CD117、CD13。B 淋巴细胞来源的淋巴母细胞淋巴瘤可表达 CD19、CD79a、CD10、PAX5 和 CD20；T 淋巴细胞来源的淋巴母细胞淋巴瘤可表达 CD2、CD3、CD4、CD5、CD7、CD8、CD45RO、CD133 和 LMO2。CD45 可阴性或弱阳性表达。偶尔淋巴母细胞淋巴瘤的肿瘤细胞不表达 TdT[3]。

(二)鉴别诊断

主要包括尤因肉瘤、神经母细胞瘤、伯基特(Burkitt)淋巴瘤及小细胞神经内分泌癌。

1. **尤因肉瘤**　80% 发病年龄 <20 岁,发病高峰 20 岁左右。镜下一致的小圆细胞分叶状排列,核染色质细腻,核仁不明显,核分裂象不等。部分病例可见菊形团结构,少数病例呈上皮样形态。CD99 弥漫膜强阳性,NKX2.2 阳性,神经内分泌标志物(尤其 Syn)不同程度表达；可异常表达 CK 和 desmin,但不表达 WT1、myogenin 和 MyoD1。存在 *FET-ETS* 基因融合(*EWSR1-FLI-1*,发生率 85%～90%)。

2. **神经母细胞瘤**　年龄常小于 5 岁,组织学基本结构及特点是小圆形瘤细胞,胞质稀少；假菊形团结构常见,即神经母细胞环状围绕胞质突起形成的结构；免疫组化 NSE 弥漫表达,CD56、ChrA 和 Syn 可不同程度表达；而 CD99、GFAP 不表达。25%～30% 未经治疗的神经母细胞瘤显示 *N-MYC* 基因扩增。

3. **伯基特(Burkkit)淋巴瘤**　发病年龄小,通常是儿童或年轻人。一致中等大小的瘤细胞,可见星空现象,具有成熟 B 细胞表型,不表达 TdT、CD34 和 CD99。BCL2 阴性,CD10、BCL6 阳性、Ki-67 几乎 100% 阳性,MYC 过表达,并且 MYC 有易位。

4. **小细胞神经内分泌癌**　通常是成人或老人发病,常具有病史,如肺和消化道的神经内分泌癌。上皮表达常呈核旁点状阳性,例如广谱 CK。神经内分泌标志物 CD56、ChrA 和 Syn 阳性。

八、最新进展及小结

淋巴母细胞淋巴瘤是一种侵袭性的非霍奇金淋巴瘤。它相对罕见,约占所有非霍奇金淋巴瘤的 2%。淋巴母细胞淋巴瘤的病因可能是多因素的,染色体变异如基因重排常有报道。少数患者可能与以下有关的因素有关,包括出生前的辐射暴露、出生后高剂量的放疗,以及遗传因素,如唐氏综合征、神经纤维瘤病、共济失调毛细血管扩张症。通常会在颈部、腋窝或腹股沟出现无痛性肿胀,这是由淋巴结肿大引起的。50%～75% 的患者会出现胸腔中央肿块(纵隔肿块),这可能会导致呼吸困难和胸痛。其他可能受到影响的身体部位包括胸腺、肝脏、脾脏、皮肤、睾丸和大脑。淋巴母细胞淋巴瘤具有侵袭性且进展迅速,超过 70% 的患者表现为Ⅳ期疾病。对于此类疾病,强化化疗是主要治疗方法。化疗通常分为三个阶段:诱导期、巩固期和维持期。化疗药物可以直接注入大脑和脊髓周围的脑脊液中(鞘内化疗)。如果脑脊液中存在淋巴瘤细胞,也可以对大脑和脊柱和 / 或胸部或其他区域(如果存在大肿块)进行放疗。有些人接受了使用来自供体的细胞(同种异体移植)或有时使用自己的细胞(自体移植)的干细胞移植。及时化疗通常对淋巴母细胞淋巴瘤产生极好的反应,但复发相对常见。目前尚无统一治疗方案,有单纯化疗、放疗 + 化疗等不同的治疗方案,其中联合治疗可能效果更佳,总体预后较差[4-5]。按照目前的治疗方法,儿童淋巴母细胞淋巴瘤的 5 年生存率为 80%～90%,成人总生存率为 45%～55%。儿童 5 年无病生存率为 70%～90%,成人为 45%～55%。

(魏家聪)

参考文献

[1] ALVARNAS J C, BROWN P A, AOUN P, et al. Acute lymphoblastic leukemia, version 2.2015. J Natl Compr Canc Netw, 2015, 13 (10): 1240-1279.

[2] GRIMM K E, O'MALLEY D P. Aggressive B cell lymphomas in the 2017 revised WHO classification of tumors of hematopoietic and lymphoid tissues. Ann Diagn Pathol, 2019, 38: 6-10.

[3] CORTELAZZO S, FERRERI A, HOELZER D, et al. Lymphoblastic lymphoma. Crit Rev Oncol Hematol, 2017, 113: 304-317.

[4] SHIMADA A. Hematological malignancies and molecular targeting therapy. Eur J Pharmacol, 2019, 862: 172641.

[5] PAUL S, KANTARJIAN H, JABBOUR E J. Adult Acute Lymphoblastic Leukemia. Mayo Clin Proc, 2016, 91 (11): 1645-1666.

病例23

右大腿软组织多形性横纹肌肉瘤

一、临床资料

患者，男，62岁，发现右大腿外侧肿物2月余，不伴疼痛等不适。肿物初为1cm，逐渐增大为4cm，仍不伴疼痛，遂就诊。

二、影像学检查

右大腿上段外侧皮下脂肪间隙内肿瘤。

三、病理情况

1. **大体所见**　不规则组织一块，大小10cm×9cm×3cm，附梭皮，面积10cm×3.5cm；多切面切开，距皮肤1cm皮下组织内见一肿物，大小3.5cm×2.5cm×2.5cm，切面灰白灰红，实性，质软，距基底最近0.5cm。

2. **镜下形态**　肿物位于皮下深部软组织内，呈结节状生长，具有纤维性假包膜，边界尚清。肿瘤细胞显著异型性，形态多样，多呈圆形、多边形及梭形。部分瘤细胞胞质丰富，嗜酸，核偏位，并可见多核细胞、奇异核细胞，核分裂象易见（图23-1）。

3. **免疫组织化学染色**　肿瘤阳性表达vimentin、desmin、CD56、MyoD1、Ki-67（60%阳性）。以下抗体阴性表达：AE1/AE3、S-100、EMA、SMA、CD68、CD34、ALK、CD99、myogenin（图23-2～图23-5）。

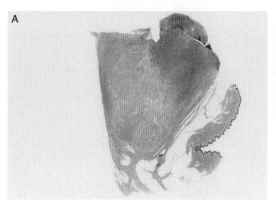
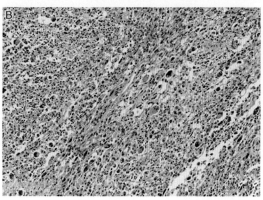

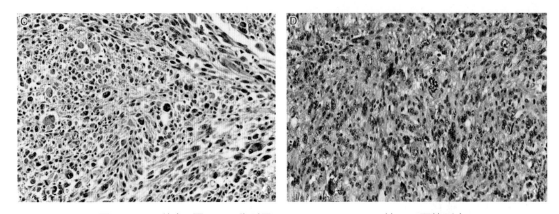

图23-1 HE染色,图A~D分别显示4×、10×、20×、20×镜下不同的形态

图A示肿瘤位于皮下软组织内,呈结节状生长,边界尚清;图B示肿瘤细胞形态丰富多样,呈弥漫浸润性生长。图C~D示肿瘤细胞异型性显著,核分裂象易见。

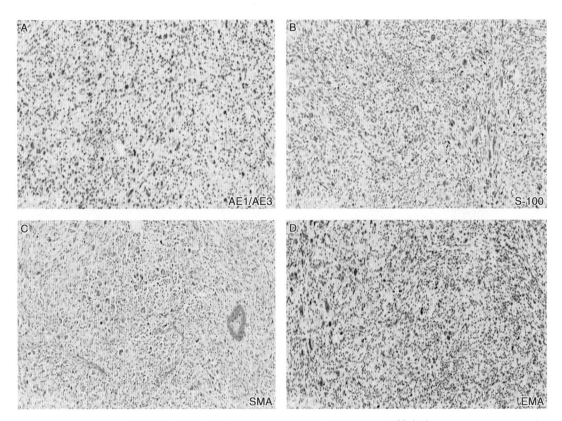

图23-2 图A~D示 AE1/AE3、S-100、SMA、EMA 阴性表达

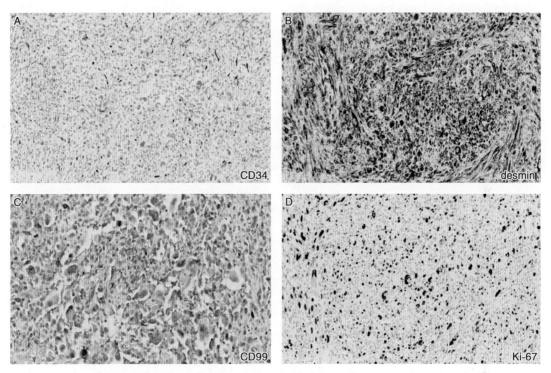

图 23-3　图 A～D 示 CD34、CD99 阴性表达，desmin、Ki-67 阳性表达

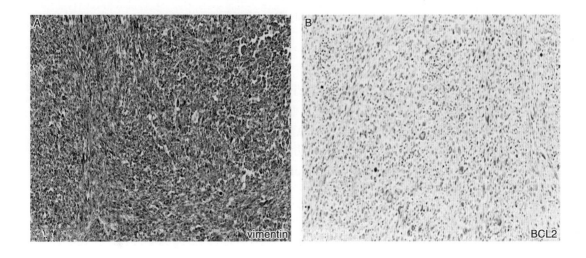

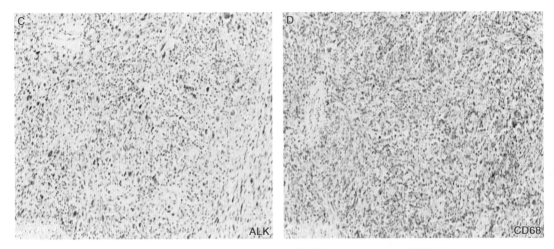

图 23-4　图 A～D 示 vimentin、CD68 阳性表达，BCL2 及 ALK 阴性表达

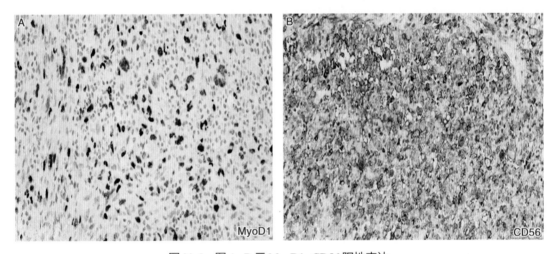

图 23-5　图 A、B 示 MyoD1、CD56 阳性表达

四、诊断思路

本例为发生于深部软组织的恶性肿瘤，具有多形性的形态学特点。常见的具有多形性形态的软组织肿瘤包括高级别黏液纤维肉瘤、多形性平滑肌肉瘤、多形性脂肪肉瘤、去分化脂肪肉瘤、恶性外周神经鞘瘤、分化差的癌、恶性黑色素瘤、炎性肌成纤维细胞瘤等。免疫组化 AE1/AE3、S-100、EMA、SMA、CD68、CD43、ALK 阴性排除了分化差的癌，肌源性、神经源性及肌成纤维细胞来源的肿瘤。同时 desmin、CD56、MyoD1 阳性，提示肿瘤具有横纹肌分化。

诊断：（右大腿外侧）多形性横纹肌肉瘤。

五、诊断及鉴别诊断

（一）诊断要点

多形性横纹肌肉瘤较少见，好发于成人四肢深部软组织，男性多见，为高度恶性肿瘤。肉眼可见肿瘤体积较大，常有纤维性假包膜，切面灰白、质软，呈鱼肉样。镜下见肿瘤细胞由显著异型的大圆形、多边形和梭形细胞组成，并见蝌蚪样、带状、网球拍样细胞，显示横纹肌母细胞分化。肿瘤性坏死及病理性核分裂象常见。免疫组化至少表达一项骨骼肌特异性标志物,如MyoD1、myogenin。

（二）鉴别诊断

本病需要与具有多形性形态特征的肿瘤相鉴别,如多形性平滑肌肉瘤、未分化多形性肉瘤、多形性脂肪肉瘤等,同时也需要鉴别其他亚型的横纹肌肉瘤[1-4]。

1. **具有间变性特征的胚胎或腺泡状横纹肌肉瘤**　胚胎横纹肌肉瘤具有卵圆形至梭形细胞,通常发生在儿童中,但也可能发生在成人中,并且好发于头颈部和泌尿生殖系统。腺泡状横纹肌肉瘤肿瘤细胞排列成由纤维血管隔膜隔开的巢状结构,其中心经常表现为细胞松散,形成不规则的肺泡空间模式;可在大多数腺泡状横纹肌肉瘤病例中检测到 *PAX3-FOXO1* 或 *PAX7-FOXO1* 融合基因的存在,多形性横纹肌肉瘤更多见于老年人并发生在四肢。

2. **未分化多形性肉瘤**　排除诊断,没有骨骼肌分化的证据。

3. **多形性脂肪肉瘤**　没有骨骼肌分化的证据。

4. **具有横纹肌肉瘤分化的癌**　如恶性中肾旁管混合瘤,肿瘤中除了横纹肌分化外,还存在癌组织成分。

5. **黑色素瘤伴横纹肌肉瘤去分化**　存在 *BRAF* 突变、黑色素瘤病史,以及目前在特征性转移部位(淋巴结、肺等)出现肿瘤。

6. **具有异源横纹肌母细胞分化的肉瘤**　例如去分化脂肪肉瘤或恶性外周神经鞘瘤(malignant peripheral nerve sheath tumor, MPNST)(如恶性 Triton 肿瘤),存在肿瘤的组织学或分子学证据,即去分化脂肪肉瘤存在 *MDM2* 扩增或存在分化良好的脂肪肉瘤成分;MPNST 中 *H3K27me3* 缺失或由神经引起更典型的 MPNST 区域。

六、最新进展及小结

多形性横纹肌肉瘤是一种主要发生在下肢的中年成年男性肿瘤,可以通过形态学特点及至少一种骨骼肌特异性标志物的免疫组织化学证据来诊断。多形性横纹肌肉瘤有三种形态学亚型。每个变体都有大量的、非典型的多形性多边形横纹肌细胞,具有丰富的嗜酸性细胞质,数量不等,以及圆形或纺锤形横纹肌细胞的不同形态背景。①经典型:主要是由非典型多形性横纹肌细胞构成。②圆形细胞型:PRMB 簇遍布整个肿瘤,具有略微不典型、中等大小、圆形、蓝色横纹肌细胞的背景。③纺锤形细胞型:以非典型纺锤形细胞为主,呈席纹状生长模式排列。正确诊断多形性横纹肌肉瘤(pleomorphic rhabdomyosarcoma, PRMS)很重要,因为它是一种高级肉瘤,具有侵袭性临床过程。多形性横纹肌肉瘤具有骨骼肌分化特征,并且缺乏平滑肌分化、神经分化、脂肪分化、软骨分化、上皮分化等其他分化方向[1-4]。

肌源性标志物具有诊断价值,可见分化中或成熟肌细胞标志物如 actin、desmin 阳性,较原始肌细胞标志物如 myogenin、MyoD1 阳性[5-7]。在横纹肌肉瘤中 CD56 常阳性表达[8],部分病例可局灶表达 Syn、CK 等标志物[9-10];需注意一些病例中 S-100 异常表达[10];desmin 可以显示横纹肌的特征性结构横纹。广泛取材并仔细阅片,在缺乏平滑肌、神经、脂肪、软骨或上皮等方向分化成分的情况下,肌分化特征才有诊断参考价值。

（曹　琪）

参考文献

[1] LEINER J, LE LOARER F. The current landscape of rhabdomyosarcomas: an update. Virchows Arch, 2020, 476(1): 97-108.

［2］FURLONG M A, MENTZEL T, FANBURG-SMITH J C. Pleomorphic rhabdomyosarcoma in adults: a clinicopathologic study of 38 cases with emphasis on morphologic variants and recent skeletal muscle-specific markers. Mod Pathol, 2001, 14(6): 595-603.

［3］PARHAM D M, Ellison D A. Rhabdomyosarcomas in adults and children. Arch Pathol Lab Med, 2006, 130(30): 1454-1465.

［4］SKAPEK S X, FERRARI A, Gupta A A, et al. Rhabdomyosarcoma. Nature Reviews Disease Primers, 2019, 5(1): 1.

［5］马玉虹, 王珊, 邓晓斌, 等. MyoD 1、Myogenin 在儿童横纹肌肉瘤中的表达及其临床意义. 重庆医科大学学报, 2010, 35(12): 1870-1873.

［6］MILLER J B. Myogenic programs of mouse muscle cell lines: expression of myosin heavy chain isoforms, MyoD1, and Myogenin. Journal of Cell Biology, 1990, 111(3): 1149-1159.

［7］AGARAM N P, LAQUAGLIA M P, ALAGGIO R, et al. MYOD1-mutant spindle cell and sclerosing rhabdomyosarcoma: an aggressive subtype irrespective of age. a reappraisal for molecular classification and risk stratification. Modern Pathology, 2019, 32(1): 27-36.

［8］高菲, 周庚寅. 梭形细胞肿瘤中 CD56 的表达及其诊断意义. 临床与实验病理学杂志, 2013, 29(6): 637-640.

［9］BAHRAMI A, GOWN A M, BAIRD G S, et al. Aberrant expression of epithelial and neuroendocrine markers in alveolar rhabdomyosarcoma: a potentially serious diagnostic pitfall. Modem Pathology, 2008, 21(7): 795-806.

［10］COINDRE J M, DE MASCAREL A, TROJANI M, et al. Immunohistochemical study of rhabdomyosarcoma. unexpected staining with S100 protein and cytokeratin. Journal of Pathology, 1988, 155(2): 127-132.

盆腔复发性上皮样炎性肌纤维母细胞肉瘤

一、临床资料

患者,男,50岁,2020年7月因下腹部不适进行检查发现盆腔肿瘤,外院CT提示肿瘤大小约9cm,性质待定。腹腔多发结节。

二、影像学检查(2020年7月首次检查)

PET/CT:①腹盆腔、腹膜(大网膜、肠系膜、肝被膜)多发结节及肿物,部分互相融合,与周围肠管分界不清,伴摄取增高,最大标准摄取值(standardized uptake value, SUV)23.3,大者最大截面约11.5cm×10.4cm。②腹盆腔积液。③双侧心包横膈组、右侧膈脚后、肠系膜、腹膜后、双侧髂血管旁多发小淋巴结,未见摄取增高,大者短径约0.8cm。④肝左叶散在低密度灶,平扫边界尚清,未见摄取增高,大者约1.1cm×1.0cm。⑤左肾体积缩小;右肾形态饱满,局部可见低密度灶,约1.3cm×1.2cm,未见摄取增高。⑥膀胱未充盈。⑦脾脏、胰腺、胆囊、双侧肾上腺、前列腺及双侧精囊的放射性摄取未见明显异常。

三、实验室检查(2020年7月首次检查)

血常规:白细胞计数$12.63×10^9$/L(升高),中性粒细胞计数$10.45×10^9$/L(升高),单核细胞计数$0.86×10^9$/L(升高),血小板计数$466×10^9$/L(升高)。血生化:碱性磷酸酶187U/L(升高),肌酸激酶同工酶5U/L(下降)。感染指标:C反应蛋白20.04mg/dl(升高)。

四、病理情况

(一)首次盆腔穿刺病理(2020年8月)

1. **大体所见** 灰白组织2条,长2～2.5cm,直径0.1cm。

2. **镜下表现** 肿瘤细胞异型性明显,呈上皮样、圆形或梭形,间质黏液样变,其间可见炎症细胞浸润,包括淋巴细胞和浆细胞(图24-1)。

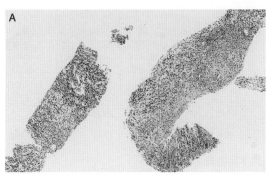
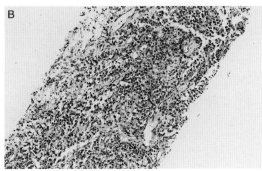

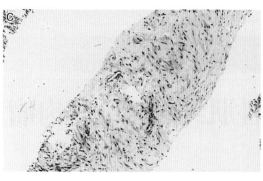
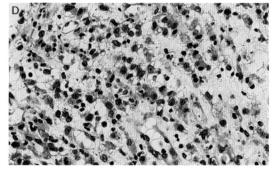

图 24-1　肿瘤细胞异型性明显，呈上皮样、圆形或梭形，间质黏液样变，其间可见炎症细胞浸润，包括淋巴细胞和浆细胞（图 A～D 示 HE 染色，分别为 4×、10×、10×、40× 镜下不同的形态）

3. **免疫组织化学染色**　ALK、CD99、vimentin、BCL2、SDHB、WT1、desmin、SMA、CD68、Ki-67（15%）等阳性表达，AE1/AE3 灶状阳性表达（图 24-2、图 24-3）。EMA、CK5/6、CD34、CD117、DOG1、CR、LCA、S-100 等阴性表达。

（二）一年后（2021 年）复发转移病理

1. **大体所见**　肝组织肿瘤穿刺，灰白组织 2 条，长 1.2～1.4cm，直径 0.1cm。

2. **镜下表现**　肿瘤细胞异型性明显，呈上皮样或圆形，间质黏液样变，其间可见炎症细胞浸润，包括淋巴细胞和浆细胞（图 24-4）。

3. **分子检测结果**　DNA 测序分析显示 *ALK* 基因易位（*RANBP2-ALK*）；显示 *ALK* 基因第 25号外显子突变（c.3806G＞C，p.G1269A）（10.9%）；未显示 *KRAS2* 基因第 2、3 和 4 号外显子突变；未显示 *NRAS2* 基因第 2、3 和 4 号外显示突变；未显示 *PIK3CA* 基因第 9、20 号外显子突变；未显示 *BRAF* 基因第 11、15 号外显子突变；未显示 *ROS1*、*RET*、*NTRK* 基因易位，未显示 *HER2*、*CMET* 基因突变；未显示 *CMET* 基因突变，未显示 *EGFR* 少见突变。

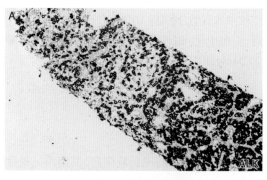
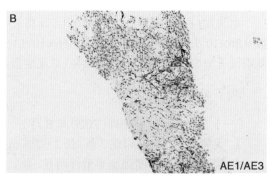
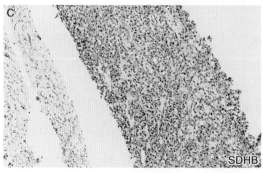
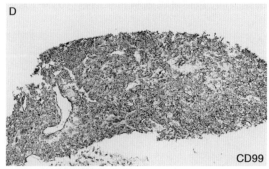

图 24-2　肿瘤免疫组织化学染色表达情况
图 A～D 分别显示 ALK、AE1/AE3、SDHB、CD99 阳性表达。

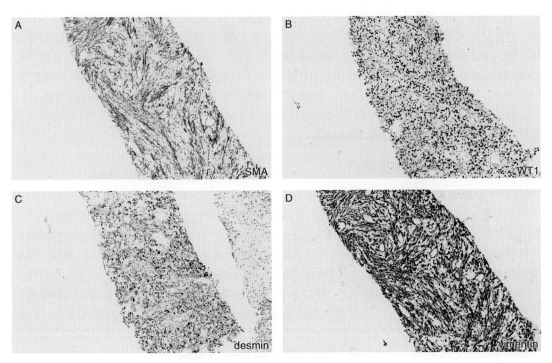

图 24-3　肿瘤免疫组化染色表达情况
图 A~D 分别显示 SMA、WT1、desmin、vimentin 阳性表达。

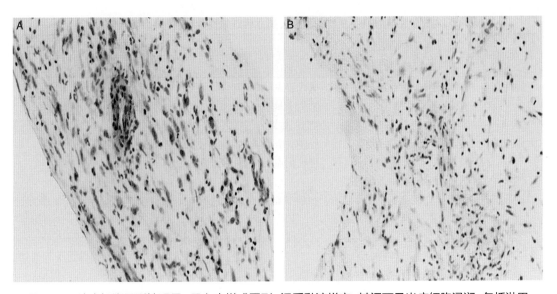

图 24-4　肿瘤细胞异型性明显，呈上皮样或圆形，间质黏液样变，其间可见炎症细胞浸润，包括淋巴
细胞和浆细胞（图 A、B 示 HE 染色，为 40× 镜下两种不同的形态）

五、诊断思路

本例患者以下腹部不适为首发症状,腹盆腔多发结节,呈融合状。镜下肿瘤细胞异型性明显,主要呈上皮样或圆形,间质黏液样变,其间可见炎症细胞浸润,主要包括淋巴细胞和浆细胞。免疫组化肿瘤细胞显示 ALK 胞膜弥漫强阳性表达。进一步分子检测显示 *ALK* 基因易位(*RANBP2-ALK*)。CD34、CD117、DOG1 阴性,除外了胃肠道间质瘤。CR 阴性,除外了间皮瘤。LCA 阴性,除外了淋巴细胞来源肿瘤。肿瘤镜下排列除外了孤立性纤维性肿瘤及纤维肉瘤。

诊断:(盆腔)穿刺活检可见肿瘤组织部分细胞呈上皮样,部分细胞呈梭形,结合形态及免疫组化,符合上皮样炎性肌成纤维细胞肉瘤。

六、诊断及鉴别诊断要点

(一)诊断要点

炎性肌成纤维细胞肿瘤主要发生于儿童和青年,也可发生于成年人。最常见于胸部(1/3)、腹盆腔、腹膜后,也可发生于软组织、消化系统、喉、骨骼、子宫及中枢神经系统等。仅有上皮样炎性肌成纤维细胞肉瘤表现出明显的男性优势。临床可表现为腹痛、胃肠道不适,胸痛、咳嗽及系统性症状。本例为青年男性,组织学检查显示肿瘤细胞呈上皮样或圆形,具有较大的核仁及嗜酸性胞质;间质可有黏液样变性,伴以淋巴细胞和浆细胞为主的炎症细胞浸润,而嗜酸性粒细胞和中性粒细胞较少。一些肿瘤表现出致密的束状结构,间质较少。免疫表型显示 SMA、calponin、desmin 阳性;50%~60% 病例 ALK 胞质阳性;约 30% 病例 Keratin 局灶阳性。分子检测显示 *RANBP2-ALK* 融合。诊断为上皮样炎性肌成纤维细胞肉瘤。

(二)鉴别诊断

主要包括三类疾病:胃肠道间质瘤(上皮样细胞型)、孤立性纤维性肿瘤、纤维肉瘤,详见表24-1。

表 24-1　胃肠道间质瘤(上皮样细胞型)、孤立性纤维性肿瘤、纤维肉瘤的鉴别要点

项目	胃肠道间质瘤 (上皮样细胞型)	孤立性纤维性肿瘤	纤维肉瘤
年龄性别	主要发生于老年人	成人多见(40~70 岁)	常见于中老年人
部位	胃、小肠常见	常见于胸膜,其次头颈、鼻窦道、眼眶	常见于四肢、躯干及头颈的深部软组织
大体特征	结节状或分叶状;大多无完整包膜,偶见假包膜;可伴出血、坏死、黏液及囊性变	界清,切面灰白,结节状,可见出血、黏液样及囊性变	界清,切面坚韧、呈鱼肉状
细胞形态	细胞排列成漩涡状、菊形团样、栅栏样等多种方式;胞质嗜双色性,常见核周空泡;可见血管周玻璃样变性、间质黏液样变	肿瘤细胞呈卵圆形或短梭形,胞质少,存在突出的分支状薄壁血管(鹿角状)	肿瘤细胞呈卵圆形或梭形,轻度到中度的多形性;肿瘤细胞呈长束状排列,形成典型的"人字骨"结构;可见数量不等的间质胶原
IHC	CD117、DOG1、CD34 阳性、SMA 灶阳性或弥漫阳性	CD34 膜/浆阳性:去分化 SFT 可缺失 STAT6 核阳性:去分化 SFT 具有异质性	vimentin 阳性;偶尔表达 SMA

注:IHC,免疫组织化学染色;SFT,孤立性纤维性肿瘤。

1. **胃肠道间质瘤（上皮样细胞型）**[1]　约占所有胃肠道间质瘤的 20%，镜下主要表现为细胞排列成漩涡状、菊形团样、栅栏样等多种方式；胞质嗜双色性，常见核周空泡；可见血管周玻璃样变性、间质黏液样变，肿瘤细胞表达 CD117、DOG1、CD34。

2. **孤立性纤维性肿瘤**[2]　常见于胸膜，镜下肿瘤细胞呈卵圆形或短梭形，胞质少，染色质均匀；核分裂象少见，异型性不明显，无坏死；可见细胞稀疏区（长梭形）和密集区（短梭形）交替分布；排列杂乱、条束状、席纹状、血管外皮瘤样、栅栏状、波浪状；血管丰富，呈鹿角样，可伴胶原变性及黏液样变。

3. **纤维肉瘤**[3]　常见于四肢、躯干及头颈的深部软组织。大体切面坚韧，呈鱼肉状。肿瘤细胞呈卵圆形或梭形，轻度到中度的多形性；肿瘤细胞呈长束状排列，形成典型的"人字骨"结构；可见数量不等的间质胶原。vimentin 阳性，偶尔表达 SMA。

七、治疗及随诊状况

2020 年 8 月因下腹不适发现盆腔肿瘤，外院 CT 提示肿瘤大小约 9cm，性质待定。患者口服克唑替尼治疗，同时给予胸腔注射重组人血管内皮抑制素注射液。服药 5～6 个月时疗效较好，家属诉肿瘤缩小一半，2021 年盆腔内肿瘤复发。

八、最新进展及小结

炎性肌成纤维细胞瘤是生物学潜能未定的独特肌成纤维细胞瘤，具有明显的炎症细胞浸润，主要是淋巴细胞和浆细胞[3]。典型细胞形态为具有泡状核的肌成纤维细胞，可见 1～3 个小核仁和嗜酸性细胞质，坏死不常见。有丝分裂活动各不相同，但通常很低。可见三种基本的组织学模式：第一种是黏液样模式，由松散排列的梭形成纤维细胞组成，背景为水肿性黏液样背景，血管丰富，浆细胞、淋巴细胞和嗜酸性粒细胞浸润，类似于肉芽组织或反应性过程；第二种是细胞模式，其特征是致密的束状梭形细胞增生，伴有可变的黏液样和胶原基质及炎症细胞浸润；第三种是低细胞模式，其特征是胶原基质透明化，梭形细胞较少，炎症细胞浸润相对稀少，类似于硬纤维瘤。偶见营养不良性钙化和骨化生。单个肿瘤中存在一个或多个不同的生长方式。

ALK 表达见于多达 60% 的病例，多数情况下免疫组化及形态即可确诊，少许情况下需要 *ALK* 或其他基因重排进一步确定。需要注意的是，ALK 免疫染色模式因 *ALK* 融合伙伴而异。例如，*RANBP2-ALK* 与核膜模式相关，*RRBP1-ALK* 具有核周突出的细胞质模式，而 *CLTC-ALK* 具有颗粒状细胞质模式；许多其他 *ALK* 融合变体显示弥漫性细胞质模式（最常见于炎性肌成纤维细胞瘤）。

炎性肌成纤维细胞肉瘤是炎性肌成纤维细胞瘤的罕见特殊亚型，好发于青年男性，肿瘤几乎只发生于腹腔内大网膜、肠系膜等，个别患者可以发生于胸膜腔内；是一种侵袭性炎性肌成纤维细胞瘤亚型，具有丰富的上皮样或组织细胞样肿瘤细胞、水泡染色质、突出的核仁和双嗜性或嗜酸性细胞质，通常在丰富的黏液样基质中与中性粒细胞混合。同时具有特征性 *RANBP2-ALK* 基因融合，ALK 蛋白通常为阳性[4-6]。与经典成纤维细胞瘤相比，侵袭性强，恶性程度高，肿瘤进展快，预后差，死亡率高。对于此类疾病，因其发展迅速、病变广泛，无法行根治性手术治疗，目前主要运用克唑替尼药物治疗缓解[7-8]。

（曹亚楠）

参考文献

［1］JUMNIENSUK C，CHAROENPITAKCHAI M. Gastrointestinal stromal tumor: clinicopathological characteristics and pathologic prognostic analysis. World J Surg Oncol, 2018, 16(1): 231.

［2］TARIQ M U, DIN N U, ABDUL-GHAFAR J, et al. The many faces of solitary fibrous tumor: diversity of histological features, differential diagnosis and role of molecular studies and surrogate markers in avoiding misdiagnosis and predicting the behavior. Diagn Pathol, 2021, 16(1): 32.

［3］SBARAGLIA M, BELLAN E, DEI TOS A P. The 2020 WHO classification of soft tissue tumours: news and perspectives. Pathologica, 2021, 113(2): 70-84.

［4］HALLIN M, THWAY K. Epithelioid inflammatory myofibroblastic sarcoma. Int J Surg Pathol, 2019, 27(1): 69-71.

［5］BRIDGE J A, KANAMORI M, MA Z, et al. Fusion of the ALK gene to the clathrin heavy chain gene, CLTC, in inflammatory myofibroblastic tumor. Am J Pathol, 2001, 159(2): 411-415.

［6］MARIÑO-ENRÍQUEZ A, WANG W L, ROY A, et al. Epithelioid inflammatory myofibroblastic sarcoma: an aggressive intra-abdominal variant of inflammatory myofibroblastic tumor with nuclear membrane or perinuclear ALK. Am J Surg Pathol, 2011, 35(1): 135-144.

［7］LEE J C, LI C F, HUANG H Y, et al. ALK oncoproteins in atypical inflammatory myofibroblastic tumours: novel RRBP1-ALK fusions in epithelioid inflammatory myofibroblastic sarcoma. J Pathol, 2017, 241(3): 316-323.

［8］CHEN S T, LEE J C. An inflammatory myofibroblastic tumor in liver with ALK and RANBP2 gene rearrangement: combination of distinct morphologic, immunohistochemical, and genetic features. Hum Pathol, 2008, 39(12): 1854-1858.

肩背部皮肤 ALK 阳性大 B 细胞淋巴瘤

一、临床资料

患者,男,39 岁,因"发现右肩背部皮下肿块 1 年余"入院。1 年前发现右肩背部皮下肿块,约黄豆大小,近期增大。

既往史:患者既往体健,无发热,盗汗、体重减轻等。外院超声提示肉瘤可能,于外院行穿刺活检,提示淋巴瘤。

二、影像学检查

2021 年 6 月 PET/CT:右肩胛部皮下斑片条索影,伴代谢增高、穿刺后改变与肿瘤残留;双侧锁骨上区、腋窝及气管前淋巴结代谢增高,考虑淋巴瘤侵犯;右颈深淋巴结代谢增高,不除外淋巴瘤侵犯;T_1、S_1 局部骨质密度不均,代谢增高,倾向淋巴瘤侵犯。

三、实验室检查

各项血液指标及生化检查无特殊。

四、病理情况

1. **大体所见** 结节样物一枚,大小 2.4cm×2.2cm×1.4cm。切面灰白灰黄,隐约可见两结节,直径均为 1cm,灰白实性质韧。

2. **镜下形态** 镜下可见两个结节样的区域,有被膜,局部被膜下可见边缘窦及滤泡结构,提示该病变为淋巴结。一个结节内可见肿瘤细胞弥漫聚集,细胞体积较大,胞质丰富,细胞核偏位,核仁突出,类似浆母样细胞或免疫母样细胞形态,核分裂象易见,偶可见多核巨细胞形态或 R-S 样细胞,背景中淋巴细胞浸润;另一个结节内可见出血、纤维化等穿刺后改变及少许深染的细胞(图 25-1)。

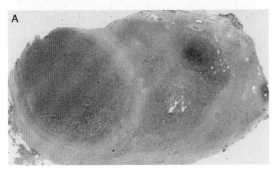
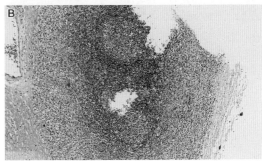

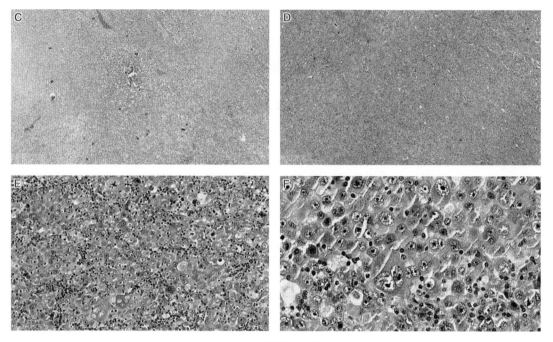

图 25-1　肿瘤镜下形态

图 A 示低倍镜下呈两个结节分布（HE，1×）；图 B 示可见残留的滤泡结构（HE，10×）；图 C 示穿刺后改变（HE，4×）；图 D～F 示结节内见肿瘤细胞弥漫分布，胞质丰富，核偏位，核仁明显，核分裂象易见，可见多核巨细胞形态或 R-S 样细胞（HE，4×、20×、40×）。

3. **免疫表型**　阳性表达：EMA、CD38、CD138、MUM1、ALK 呈胞质颗粒状阳性、CD10、BCL6、BCL2、Ki-67（50%）。阴性表达：CK、S-100、CD20、PAX5、CD3、CD5、CD4、CD43、CD30、CD163、CD68、CD21 及 CD23 呈滤泡树突状细胞（follicular dendritic cell，FDC）网阳性（图 25-2）。

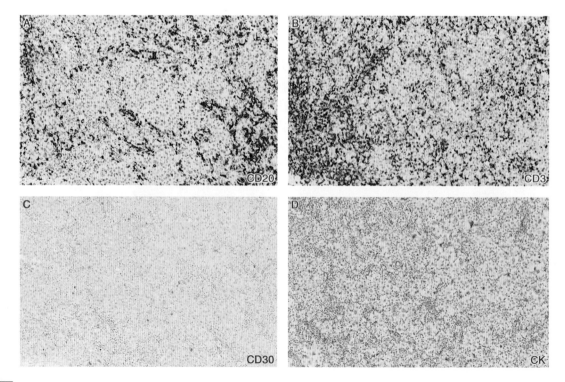

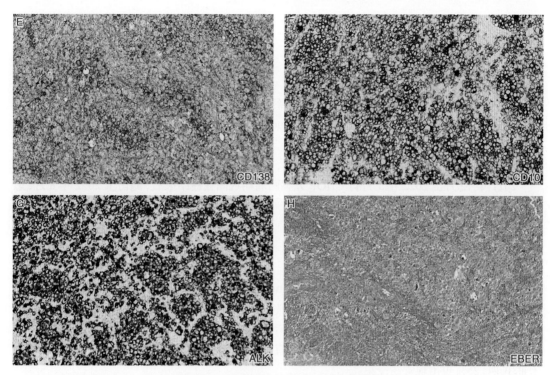

图 25-2　肿瘤免疫组织化学染色表达情况

图 A～D 分别显示为 CD20、CD3、CD30、CK 阴性表达（IHC，10×）；图 E～G 分别显示 CD138、CD10 阳性表达，以及 ALK 呈胞质颗粒状阳性（IHC，10×）；图 H 示原位杂交 EBER 阴性（ISH，10×）。

4. 分子检测

（1）原位杂交：EBER 阴性（图 25-2H）。

（2）基因重排：B 细胞克隆性重排。

五、诊断思路

本例患者为中年男性，以肩背部皮下软组织结节为首发症状，近期增大。既往无特殊病史。镜下形态由周围残存的淋巴结被膜及淋巴滤泡可知，病变位于淋巴结内，由胞质丰富、核偏位且核仁突出的浆母细胞或免疫母细胞构成，可见双核或 R-S 样细胞，呈弥漫性分布，部分呈窦内分布；免疫组化结果提示 CD38、CD138、MUM-1、EMA 阳性。免疫组化 CK、S-100、CD20、PAX5、CD3、CD5、CD30 阴性，可排除低分化癌、恶性黑色素瘤、间变性大细胞淋巴瘤、弥漫大 B 细胞淋巴瘤（diffuse large B cell lymphoma，DLBCL）等，需要鉴别伴浆母细胞分化的淋巴瘤。免疫组化呈 ALK 胞质颗粒状阳性、EBER 阴性、B 细胞基因重排阳性，结合患者的临床情况（既往无特殊，免疫功能正常，病变位于淋巴结内），排除了浆母细胞性淋巴瘤、浆母细胞性浆细胞瘤、原发渗出性淋巴瘤以及人类疱疹病毒 8 型（human herpes virus 8，HHV-8）阳性大 B 细胞淋巴瘤等。

诊断：右侧肩背部软组织肿物切除标本，非霍奇金淋巴瘤，结合免疫组化及基因重排结果，符合 ALK 阳性大 B 细胞淋巴瘤。

需要注意的是，ALK 阳性大 B 细胞淋巴瘤罕见，目前基因重排及免疫组织化学染色结果支持该诊断，但本例 CD10 和 BCL-6 表达异常（强阳性提示可能来自生发中心）。综上，建议必要时完善 FISH 检测以除外双打击 B 细胞淋巴瘤。

患者于 2021 年 6 月回当地医院获得穿刺标本行 FISH 检测:未检测 C-MYC、BCL2 及 BCL6 重排,排除高级别 B 细胞淋巴瘤。

六、治疗及随访情况

患者于 2021 年 5 月至 11 月行 E-CHOP 方案六周期化疗,复查 PET/CT:对照外院 2021 年 6 月 CT 右侧腋窝淋巴结,¹⁸F- 氟代脱氧葡萄糖(fluorode-oxyglucose, ¹⁸F-FDG)代谢增高,病灶较前缩小,淋巴瘤治疗后改变;双颈部、左侧锁骨上、纵隔、左侧腋窝、双侧腹股沟淋巴结,部分代谢增高,倾向炎性改变,全身骨髓弥漫性代谢增高,考虑骨髓反应性增生。

2021 年 12 月至 2022 年 1 月行 CHOP 方案两周期巩固化疗结束后,随访至 2022 年 8 月,患者病情无进展。

七、诊断及鉴别诊断要点

(一)诊断要点

ALK 阳性大 B 细胞淋巴瘤(Anaplastic lymphoma Kinase-positive large B-cell lymphoma, ALK+LBCL),起源于伴浆母细胞分化的生发中心后 B 细胞,是高侵袭性淋巴瘤,罕见,占弥漫大 B 细胞淋巴瘤的比例<1%。男女比例约为 5∶1,年龄谱广(9～85 岁),中位年龄 43 岁。主要累及淋巴结,结外部位可发生于鼻咽部、舌部、胃、胰腺、骨、软组织、肝脏、皮肤等。60% 患者临床Ⅲ/Ⅳ期,25% 可出现骨髓侵犯。

镜下特点为瘤细胞弥漫 / 窦内生长方式,呈浆母细胞 / 免疫母细胞样,可以出现不典型的多核瘤巨细胞;CD38、CD138、MUM1、IGA、EMA、BoB1、OCT2 阳性表达;其他抗体 CD20、PAX5、CD3、CD5、CD43、CD30、CD10、BCL6 均阴性表达。ALK 阳性对于诊断很重要,90% 的病例免疫组织化学染色模式为胞质颗粒状阳性(granular cytoplasmic staining, GCS)模式时,高度指示 CLTC-ALK 融合蛋白或 ALK-SEC31A 易位的表达。ALK 染色的其他模式(弥漫性细胞质、细胞核或核仁)对应于 ALK 与 NPMI[t(2;5)(p23;q35)]、SQSTM1、RANBP2 或 EML4 的易位,通常与较差的预后相关。部分病例可出现异常表达 CD4、CK(核旁点状阳性);同时 HHV-8 阴性、EBER 阴性。83% 的病例通过免疫组织化学染色或原位杂交显示出 kappa 或 lambda 轻链限制。

(二)鉴别诊断

具有浆母细胞或免疫母细胞的病变形态谱广,鉴别诊断须结合临床特征、免疫表型和分子遗传学特征等,主要包括其他伴浆母细胞分化的淋巴瘤、低分化癌和恶性黑色素瘤等。

1. **浆母细胞性淋巴瘤**　常发生于免疫功能缺陷的成人[人类免疫缺陷病毒(human immu-nodeficiency virus, HIV)感染、自身免疫缺陷],淋巴结外多见,如口腔、鼻腔、胃肠道、软组织、皮肤、肺等。形态特点为单一浆母细胞形态,伴星空现象。免疫表型显示 CD38、CD138、MUM1 阳性,CD20、PAX5、EMA 阴性,CD30 常阳性;轻链限制性表达;原位杂交显示 EBER 阳性;预后极差。

2. **HHV-8 阳性大 B 细胞淋巴瘤**　继发于 HHV-8 阳性的多中心卡斯尔曼(Castleman)病,常累及淋巴结及脾,与免疫缺陷有关,可伴发卡波西(Kaposi)肉瘤。形态特点为浆母细胞或免疫母细胞形态,免疫表型显示 CD38、CD138、MUM1 阳性,不同程度表达 CD20、HHV-8,EBER 阴性。预后较差。

3. **原发渗出性淋巴瘤**　几乎均发生在 HIV 阳性的男性,见于胸膜、心包、腹腔渗出液,无实体肿瘤形成;形态特点为具有免疫母细胞或浆母细胞形态。免疫表型显示 CD38、CD138、

MUM1 阳性；CD20、PAX5 阴性；可表达 CD45、CD30；同时，HHV-8 阳性及原位杂交 EBER 阳性，预后极差。

4. **浆母细胞性浆细胞瘤**　90% 病例发生于 50 岁以上中老年人，免疫功能正常，伴有溶骨性病变、高钙血症／肾功能不全、贫血、IgG 型 M 蛋白升高等。形态学特点为浆母细胞样改变，免疫表型显示 CD38、CD138、MUM1 阳性；CD20、PAX5 阴性；轻链限制性表达；EBER 阴性，HHV-8 阴性。

5. **间变性大细胞淋巴瘤**　发病年龄 <30 岁，以男性或中老年多见。形态学以窦内生长为主，主要为大的多形性细胞，可见肾形或马蹄状核细胞（hallmark cells）。免疫表型显示 CD30 弥漫阳性（呈胞膜及高尔基体着色模式）、EMA、CD3（70%）、CD2、CD4 阳性。ALK：约 80% 以上病例呈核 + 质阳性模式，融合基因为 NPMI-ALK；约 13% 的病例呈 ALK 胞膜阳性，融合基因为 TPM3-ALK。T 细胞克隆性重排。ALK 阳性的患者预后优于 ALK 阴性的患者。

6. **低分化癌**　形态学可表现为胞质丰富的上皮样细胞，浆样改变。免疫表型显示除了表达 AE1/AE3、EMA，甚至还表达 CD38，易造成误诊，需要结合临床病史。

7. **恶性黑色素瘤**　形态学多样，可出现浆样细胞形态，大核仁。免疫组化表达：HMB45、Melan-A、SOX10 助诊。

八、最新进展及小结

ALK 阳性大 B 细胞淋巴瘤罕见，起源于伴浆细胞分化的生发中心后 B 细胞，其特征是伴免疫母细胞或浆母细胞分化，侵袭性强，临床预后较差，最常见的 ALK 重排发生于 17q23 上 t（2：17）转位的 ALK-CLTC 融合[1-3]。目前发现 ALK 伙伴基因有 NPM1、SQSTM1、SEC31A、RANBP2、IGL、EML4 等。研究显示，ALK 重排受体与 ALK 野生型受体结合，触发 STAT3 同源二聚体形成，使 STAT3 磷酸化激活。活化的 STAT3 二聚体进入细胞核，促进 BLIMP1 的激活，与干扰素调节因子 -4（Interferon regulatory factor 4，IRF4）和 X 盒结合蛋白 1（X-box binding protein-1，XBP1）触发浆细胞分化，同时激活 MYC 基因，促进细胞增殖[4-8]。在治疗方面，因 CD20 阴性，对利妥昔单抗注射液治疗不敏感。新进研究显示，ALK 抑制剂及 STAT3 通路抑制剂可能是 ALK+LBCL 患者的潜在治疗靶点。预后：ALK+LBCL 的患者 5 年生存率约 34%，预后与分期和年龄密切相关，Stage Ⅰ/Ⅱ期的患者预后明显好于 Stage Ⅲ/Ⅳ期；年龄 <35 岁预后好于≥35 岁患者。

（胡红艳）

参考文献

［1］PAN Z, HU S, LI M. et al. ALK-positive large B-cell lymphoma：a clinicopathologic study of 26 cases with review of additional 108 cases in the literature.Am J Surg Pathol, 2017, 41（1）：25-38.

［2］VALERA A, COLOMO L, MARTÍNEZ A, et al. ALK-positive large B-cell lymphomas express a terminal B-cell differentiation program and activated STAT3 but lack MYC rearrangements. Mod Pathol, 2013, 26（10）：1329-1337.

［3］SAKAMOTO K, NAKASONE H, TOGASHI Y. et al. ALK-positive large B-cell lymphoma：identification of EML4-ALK and a review of the literature focusing on the ALK immunohistochemical staining pattern. Int J Hematol, 2016, 103（4）：399-408.

［4］HUETTL K S, STAIGER A M, HORN H, et al. Cytokeratin expression in plasmablastic lymphoma：a possible diagnostic pitfall in the routine work-up of tumours. Histopathology, 2021, 78（6）：831-837.

［5］CHEN B J, CHUANG S S. Lymphoid neoplasms with plasmablastic differentiation：a comprehensive review and diagnostic approaches. Adv Anat Pathol, 2020, 27(2): 61-74.

[6] TAKEUCHI K, SODA M, TOGASHI Y, et al. Identification of a novel fusion, SQSTM1-ALK, in ALK-positive large B-cell lymphoma.Haematologica, 2011, 96(3): 464-467.

[7] SUKSWA I N, LYAPICHEV K, KHOURY J D, et al. Diffuse large B-cell lymphoma variants: an update. Pathology, 2020, 52(1): 53-67.

[8] PULITZER M, SUE BRADY M, BLOCHIN E, et al. Anaplastic large cell lymphoma: a potential pitfall in the differential diagnosis of melanoma.Arch Pathol Lab Med, 2013, 37(2): 280-283.

病例 26

右大腿黏液性脂肪肉瘤

一、临床资料

患者，男，44岁。2021年4月，因"右大腿恶性肿瘤复发"入院。

2013年4月无意间发现右大腿肿物，2～3cm，无疼痛，未予以诊治，肿物逐渐增大。2013年7月增大为6～7cm，于当地医院手术切除，术后未行放疗及化疗，未行病理检查。2013年10月肿物复发，就诊于当地县医院。2014年6月5日，肿物增大至13cm×10cm×8.5cm，行"肿物切除术"，21天后转至省立医院行"扩大切除术"，术后未行放疗及化疗。2015年3月复发，肿物大小12～13cm，逐渐增大。2015年7月就诊，于2015年9月22日行"右大腿肿瘤切除术＋术中放疗"，2015年11月25日开始行术后化疗。2016年7月14日复查时MRI提示右侧髂骨外缘新出现不规则肿物，考虑肿瘤复发，于2016年8月9日行"右髂部复发肿瘤扩大切除术＋术中放疗"，术后回当地县医院行术后放疗。2021年3月，再次发现局部肿物复发。

二、影像学检查

2015年7月22日，大腿平扫见右侧臀肌间隙软组织肿物，约12.8cm×9.7cm，上界达髂骨翼，下界达股骨上段；2015年9月16日，肿物较前增大，约22cm×13cm×13cm。2016年7月14日，右侧髂骨外缘新出现不规则肿物，大小约5.8cm×4.1cm，考虑肿瘤复发。2021年3月11日，大腿平扫见术区类圆形异常信号影，增强扫描明显强化，考虑肿瘤复发可能性大。

三、实验室检查

血常规：白细胞计数$4.71×10^9$/L，红细胞计数$5.32×10^{12}$/L，血红蛋白163g/L，血小板计数$218×10^9$/L。血生化：总蛋白81.3g/L，白蛋白45.3g/L，球蛋白36.0g/L，白蛋白/球蛋白比值1.26。感染指标：C反应蛋白10mg/L，乙型肝炎表面抗原阴性，乙型肝炎表面抗体阳性，乙型肝炎e抗原阴性，乙型肝炎e抗体阳性，乙型肝炎核心抗体阳性。

四、病理情况

（一）初次
初次于外院手术，未做病理检测。

（二）第1次复发
第1次复发于外院手术，未见病理切片及报告，患者自述为脂肪肉瘤，不知类型。

（三）第2次复发
第2次复发于本院手术，病理切片如下。

1. 大体所见 不整形软组织一块，大小30cm×16cm×10cm，表面附梭皮面积23cm×3.5cm，皮肤表面可见陈旧手术瘢痕。书页状切开，切面可见一肿物，大小30cm×15cm×10cm，距皮肤3cm，距基底切缘最近1.5cm，灰白灰黄，质细，有光泽，呈多结节状，局部似有出血。

2. **镜下表现**　横纹肌及纤维结缔组织中见脂肪肉瘤浸润,可见黏液样间质、纤细的毛细血管及脂肪母细胞,局部区域异型明显,以黏液样脂肪肉瘤为主要成分(含少部分圆形细胞脂肪肉瘤成分);少量区域分化较好,呈高分化脂肪肉瘤形态。肿瘤未累及皮肤,皮肤切缘及基底切缘均未见肿瘤(图 26-1)。

（四）第 3 次复发

第 3 次复发于本院手术,病理切片如下。

1. **大体所见**　皮肤及皮下组织,大小 10cm×8.5cm×8cm,皮肤面积 8.5cm×3cm,其上见一新鲜切口,长 4.5cm;于皮下距皮肤 3cm 见一肿物,大小 6cm×6cm×5cm,肿物切面灰褐、实性、质韧,似有光泽,伴黏液,界尚清,似有包膜;肿物旁可见部分骨组织,大小 4.5cm×1.2cm×0.5cm。

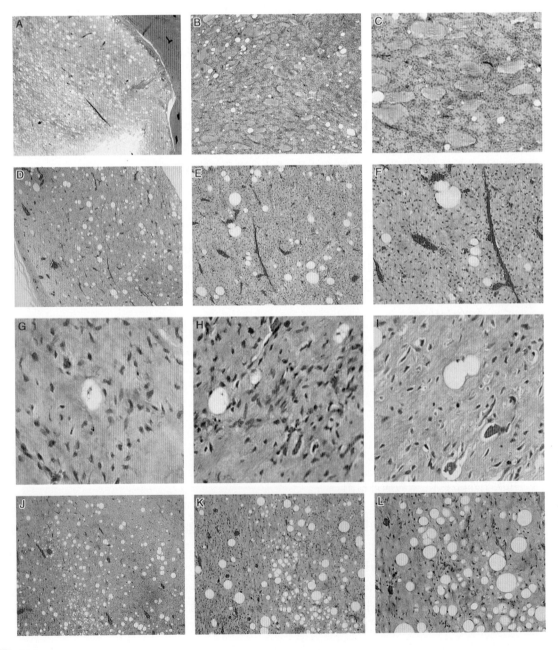

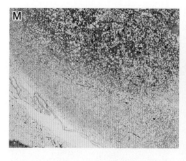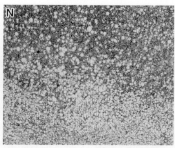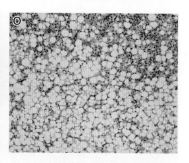

图 26-1 第 2 次复发的病理切片

图 A～C 示肿物呈分叶状，小叶周边细胞密度较高，含大量黏液样间质，肺水肿样间质中有原始间叶细胞；图 D～F 示分支状毛细血管；图 G～I 示脂肪母细胞；图 J～L 示除了脂肪母细胞，还可见多少不等的成熟脂肪细胞；图 M～O 示除以上形态，镜下还有高分化的区域，成熟脂肪细胞聚集（图 A、D、J、M 示 HE 染色，为 2.5× 镜下不同的形态；图 B、E、K、N 示 HE 染色，为 4× 镜下不同的形态；图 C、E、L、O，示 HE 染色，为 10× 镜下不同的形态；图 G～I 示 HE 染色，分别为 40×、20×、20× 镜下不同的形态）。

2. 镜下表现 如图 26-2 所示，肿瘤累及周围横纹肌组织及骨膜，未累及皮肤，皮肤侧切缘未见肿瘤。

3. 免疫组织化学染色 Ki-67（8%+），S-100（1+）。

（五）第 4 次复发

第 4 次复发于本院手术，病理切片如下。

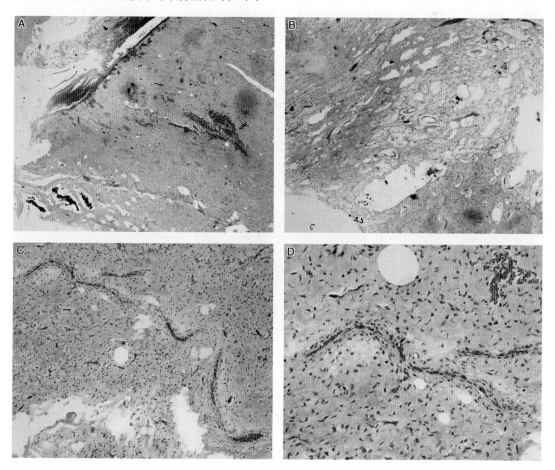

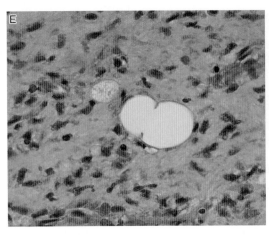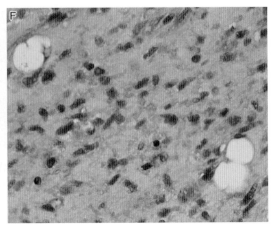

图26-2　第3次复发的病理切片

图A、B示第3次复发与上1次复发相似,低倍镜下呈分叶状,小叶周边细胞密度较高,可见大量黏液样间质,肺水肿样间质中原始间叶细胞;图C、D示分枝状毛细血管;图E、F示脂肪母细胞(图A~F示HE染色,分别为2.5×、2.5×、4×、10×、40×、40×镜下不同的形态)。

1. **大体所见**　右大腿肿物切除标本,皮肤、皮下组织及肌肉总大小7cm×5cm×2cm,皮肤面积7cm×3.5cm,表面可见瘢痕;切面于皮下组织内见一肿物,呈红褐色,边界清,质地细软,大小3.3cm×2cm×1.8cm,局部邻近肌肉,距基底0.1cm。

2. **镜下表现**　肿瘤最大径3.3cm,主要位于皮下脂肪,局部累及横纹肌组织,未累及真皮及表皮;皮肤切缘及基底切缘未见肿瘤(图26-3)。结合形态及病史,符合脂肪肉瘤复发(待基因检测结果进一步分型)。

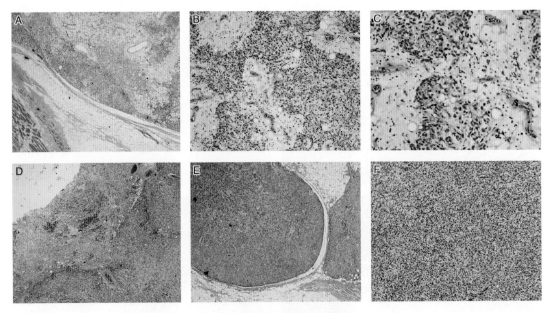

图26-3　第4次复发的病理切片

图A~C示呈分叶状,小叶周边细胞密度较高,大量黏液样间质、分支血管、间质中原始间叶细胞;图D示还出现了一些小圆细胞区域,可见两种成分的交界;图E、F示在新增加的区域,细胞密度增高、黏液样基质减少、分枝状血管不明显。这是黏液样肉瘤的少见形态,即高级别形态。此次复发病理诊断是黏液样脂肪肉瘤,中-高级别。较前几次复发,肿瘤级别有所增加(图A~F显示HE染色分别为2.5×、4×、10×、2.5×、2.5×、10×镜下不同的形态)。

3. IHC MDM2(3+), S-100(−), AE1/AE3(−), SMA(−), CD34(血管+), CD31(血管+), Ki-67(10%+)(图26-4)。

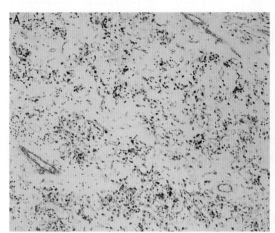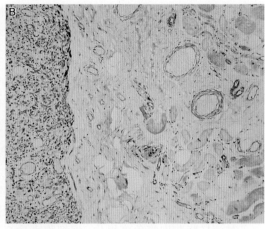

图26-4 第4次复发的IHC

图A示本病例的MDM2免疫组化虽然3+，但是不具有诊断意义，肿瘤细胞是3+；图B示血管内皮、横纹肌等MDM2也是3+，特异性差；*MDM2* 常在高分化和去分化脂肪肉瘤中扩增，而在良性脂肪肿瘤中不扩增(IHC染色显示10×镜下染色结果)。

4. **基因检测** 荧光原位杂交(fluorescence *in situ* hybridization, FISH)：*MDM2* 基因扩增(−)，*DDIT3*(12q13易位)(+)。结合HE、IHC及基因检测结果，符合黏液样脂肪肉瘤，中-高级别。

五、诊断思路

患者以无痛性右大腿肿物为首发症状，初次发病年龄为36岁。第2次复发肿物的镜下主要特点是：①呈分叶状，小叶周边细胞密度较高；②有大量黏液样基质，局部聚集呈微囊状；③可见多少不等的成熟脂肪细胞；④可见间叶细胞、脂肪母细胞；⑤分枝状毛细血管。结合患者临床资料及镜下表现，符合黏液样脂肪肉瘤。黏液样脂肪肉瘤多见于中青年，好发于四肢深部软组织，尤其是大腿，很少在皮下和腹腔。

结合病史及第4次术后标本的病理检查发现，此次复发还出现了一些小圆细胞区域，细胞密度增高、黏液样基质减少、分枝状血管不明显。诊断为黏液样脂肪肉瘤，高级别形态。高级别黏液样脂肪肉瘤主要由小圆细胞组成，有以下特点：①常见梁状或条索样结构；②肿瘤密度高；③黏液样间质减少；④分支血管不明显；⑤核级别升高；⑥核分裂象活跃。

免疫组化的标志物中MDM2特异性不佳，而S-100在分化好的脂肪细胞为(+)，在未分化状态的细胞为(−)，对诊断的帮助不大。还是要以分子检测为准，黏液样脂肪肉瘤常见 *FUS-DDIT3* 基因融合(90%~95%)，可见 *EWSR1-DDIT3* 基因融合(5%)，除此之外，约1/3患者存在 *TP53* 基因突变。

六、治疗和随访状况

2013年7月，初次发病予以手术切除，术后未行放疗及化疗，未行病理检查。2013年10月第1次复发，行"肿物切除术及扩大切除术"，术后未行放疗及化疗。2015年3月第2次复发，于2015年9月22日行"右大腿肿瘤切除术＋术中放疗"，术中放疗剂量为1 500cGy。2015年11月26日开始行术后化疗，化疗四周期，第一周期化疗方案为"THP 50mg d1~2+IFO 2.0g d1~5"，化疗期间发生骨髓抑制。后分别于 2015 年 12 月 24 日、2016 年 1 月 20 日及 2016 年 2 月 18 日行三周期化疗，化疗方案为"THP 40mg d1～2+IFO 2.0g d1～5"。2016 年 7 月 14 日肿瘤第 3 次复发，于 2016 年 8 月 9 日行"右髂部复发肿瘤扩大切除术＋术中放疗"，术中放疗剂量为 2 200cGy，术后回当地县医院行术后放疗，共计 30 次，具体剂量不详。2021 年 3 月第 4 次复发，行"右大腿肿物切除术"，术后回当地进行中药调理，目前未复发、转移，情况平稳，末次随访时间 2022 年 8 月 31 日。

七、诊断及鉴别诊断要点

（一）诊断要点

黏液样脂肪肉瘤的典型表现如下：①常呈分叶状，小叶周边细胞密度较高；②大量黏液样基质，局灶聚集呈微囊状；③可见多少不等的成熟脂肪细胞；④可见间叶细胞、单空泡状脂肪母细胞；⑤分枝状毛细血管。

高级别黏液样脂肪肉瘤主要由小圆细胞组成：①常见梁状或条索样结构；②肿瘤密度高；③黏液样间质减少；④分支血管不明显；⑤核级别升高；⑥核分裂象活跃。

黏液样脂肪肉瘤免疫组化：瘤细胞表达 S-100、NY-ESO-1，不表达 MDM2 或仅为局灶阳性。分子遗传特征：FUS-DDIT3 基因融合（90%～95%），EWSR1-DDIT3 基因融合（5%），TP53 突变（1/3）。

（二）鉴别诊断

1. 黏液纤维肉瘤   ①多见于中老年人；②多位于皮下；③肿瘤细胞多呈梭形或星形，可见空泡状假脂母细胞，含黏液（PAS+）；④肿瘤内血管多呈细长弧状。而黏液样脂肪肉瘤：①多见于中青年；②四肢深部软组织，尤其是大腿，很少在皮下和腹腔；③脂肪母/脂肪细胞，含脂质（油红＋）；④分支或鸡爪样血管；⑤DDIT3 基因融合。

2. 非典型性脂肪瘤样肿瘤/高分化脂肪肉瘤黏液变性   ①好发于腹膜后或大腿深部，也见于皮下，发生于腹膜后易出现黏液变性；②大小不等的成熟脂肪细胞＋脂肪母细胞（非必要），纤维间质内核深染、不规则间质细胞；③一般无丛状或鸡爪样毛细血管网；④MDM2 扩增。而黏液样脂肪肉瘤：①四肢深部软组织，尤其是大腿，很少在腹腔、皮下；②原始间叶细胞＋脂肪母细胞；③分支或鸡爪样血管；④DDIT3 基因融合。

3. 其他小圆细胞肿瘤与分化差的黏液样脂肪肉瘤   鉴别要点在于后者：①四肢深部软组织，尤其是大腿，很少在皮下和腹腔；②原始圆形细胞紧密排列，呈实片状、核质比大，核仁明显，无黏液样基质；③可见单泡状脂肪母细胞；④可与经典黏液样脂肪肉瘤移行；⑤圆形细胞不同程度 S-100 阳性；⑥必要时，行基因检测。

八、最新进展及小结

本例为多次复发的黏液样脂肪肉瘤，在多次复发过程中，恶性程度逐渐升高，级别有增加趋势。黏液样脂肪肉瘤占所有软组织肿瘤 5%，占所有脂肪肉瘤 20%～30%；好发人群为 40～50 岁，无明显性别倾向，是青少年最常见脂肪肉瘤亚型；好发部位是四肢深部软组织，尤其是大腿，很少在皮下和腹腔[1]；临床多表现为体积较大的无痛性肿块，中位直径 10～12cm；治疗以手术为主，对放疗、蒽环类药物敏感，复发率 12%～25%，约 1/3 发生转移，不良预后因素有圆形细胞区域≥5%、出现坏死、TP53 过表达。

对于脂肪肉瘤的分类，在 2020 版 WHO 分类中，新增了黏液样多形性脂肪肉瘤这一分类，作为罕见的侵袭性脂肪细胞肿瘤，好发于儿童、青年人，大多＜30 岁，以女性多见；与利 - 弗劳梅尼（Li-Fraumeni）综合征有相关性；好发部位为纵隔，其他部位偶见；临床表现为深部软组织肿块，大体边界不清；镜下表现为由不同比例的黏液样脂肪肉瘤和多形性脂肪肉瘤组成，黏液样区域散在多形性、核深染的细胞，散在的多形性细胞逐渐过渡到明显多形性脂肪肉瘤区域。IHC 显示无特殊性标记；基因检测显示无 *MDM2* 基因扩增，无 *FUS/EWSR1-DDIT3* 基因融合，有 *RB* 基因缺失。侵袭性强、局部复发率高，远处转移率高，预后差[2-3]。

（刘　丽）

参考文献

［1］刘彤华.刘彤华诊断病理学.4 版.北京：人民卫生出版社，2020.

［2］KALLEN M E, HORNICK J L. The 2020 WHO classification: what's new in soft tissue tumor pathology. Am J Surg Pathol, 2020, 45(1): e1-e23.

［3］CHOI J H, RO J Y. The 2020 WHO classification of tumors of soft tissue: selected changes and new entities. Adv Anat Pathol, 2021, 28(1): 44-58.

病例 27

乳腺恶性外周神经鞘膜瘤

一、临床资料

患者,女,32岁,2020年9月主因"乳腺肿物"就诊。

二、影像学检查

超声所见:双乳腺体饱满,回声欠均,结构紊乱,导管增粗,可见片状低回声区,腺体厚度,左1.3cm、右1.3cm。左乳上方可见一低回声肿物,大小3.5cm×2.3cm×1.4cm,形态不规则,内回声欠均匀,可见散在的片强回声,周边可见血流信号R_1:0.8。提示:左乳低回声肿物(BI-RADS分级:4b)。

乳腺磁共振成像(magnetic resonance imaging,MRI)平扫+增强:双侧乳腺对称,腺体呈中等量。左乳上方可见长T_1、长T_2信号肿物影,大小约3.4cm×2.6cm×1.7cm,形态不规则,信号不均匀,边缘可见分叶,周围腺体结构紊乱;弥散加权成像(diffusion weighted imaging,DWI)肿块呈高信号,表观扩散系数(apparent diffusion coefficient,ADC)为1.066,增强后病灶不均匀强化,强化类型为流出型。左乳肿物首先考虑为癌,硬化性腺病不能除外(BI-RADS分级:4b)。

三、病理情况

1. **大体检查** 单纯乳腺切除标本,总大小24.5cm×22cm×2.5cm,表面附梭形皮肤,面积12.5cm×1.5cm;外上1点处距乳头2.5cm可见一肿物,大小4cm×3cm×2cm,切面灰白、质硬、界不清。乳头无凹陷,皮肤无破溃。

2. **镜下形态** 镜下主要由梭形细胞构成,呈弥漫状生长,形成交替性分布的细胞丰富区和稀疏区,于血管周围见密集的瘤细胞,尤其是在疏松或黏液样区域的血管周围。高倍镜下,瘤细胞呈施万细胞的形态特点,核深染,核形不规则、不对称,核端呈圆形或锥形、逗点样、蝌蚪样或子弹头样,核分裂象易见,在稀疏细胞区内多呈细长的波浪状,瘤细胞的胞质多呈嗜酸性或嗜双色性。除条束状排列外,肿瘤内有时可见漩涡状结构,类似触觉小体。肿瘤内血管丰富,为厚壁血管,局部区域形成血管外皮瘤样结构(图27-1)。

3. **免疫组织化学** vimentin、S-100、SOX10(图27-2)、CD56、Ki-67(60%)阳性表达,其他标记物如CK、EMA、CK8/18、HMB45、Melan-A、CD68、desmin、myogenin、GATA-3、CK34βE12、CK5/6、p63、SMA、calponin、CD10等阴性表达。

4. **荧光原位杂交检测** FISH结果显示:*EWSR1*基因未见异常分裂。

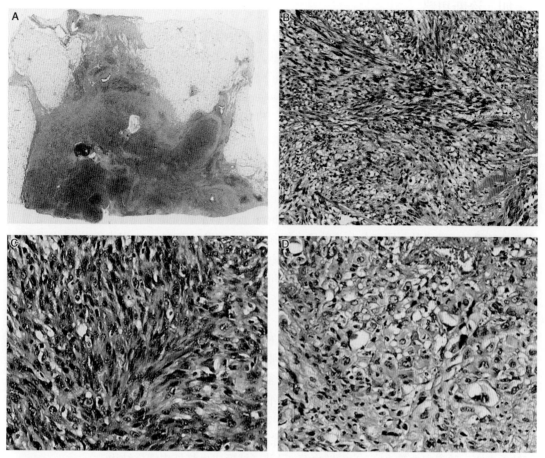

图 27-1　图 A 示低倍镜下肿瘤部分区域排列密集,部分区域排列疏松;图 B 示高倍镜下,密集区细胞
呈长梭形;图 C 示密集区细胞呈不规则漩涡状,栅栏状;图 D 示疏松区细胞的胞质透明,呈上皮样,
可见瘤巨细胞,核分裂象大于 4 个 /10HPF,可见病理性核分裂象

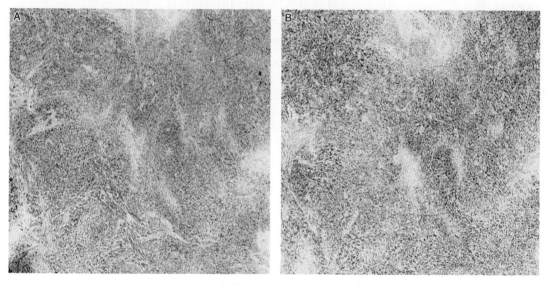

图 27-2　肿瘤免疫组织化学染色表达情况
图 A、B 分别显示 S-100、SOX10 阳性。

四、诊断思路

本例患者以触及乳腺肿物为首发症状,低倍镜下肿瘤部分区域排列密集,部分区域排列疏松;密集区细胞呈长梭形、不规则漩涡状、栅栏状,疏松区细胞的胞质透明,呈上皮样,可见瘤巨细胞,核分裂象大于 4 个 /10HPF,可见病理性核分裂象。免疫组化显示上皮标志物、肌上皮标志物均阴性,HMB45、Melan-A、CD68、desmin、myogenin 均阴性;vimentin、S-100、SOX10 均阳性,CD56 呈灶状阳性,Ki-67 指数较高(60% 阳性)。FISH 结果显示 *EWSR1* 基因未见异常分裂。结合以上特点,诊断为经典型恶性周围神经鞘瘤。

五、诊断及鉴别诊断要点

(一)诊断要点

经典型恶性周围神经鞘瘤(malignant peripheral nerve sheath tumor, MPNST)是一种起自于周围神经或显示神经鞘不同成分分化的梭形细胞肉瘤。多发生于 30~60 岁成年人,中位年龄为 37 岁,年龄范围 7~94 岁。儿童和青少年也可发生,但较为少见。

MPNST 发生于神经纤维瘤病 I 型(neurofibromatosis type I, NF1)者,其年龄比不伴有 NF1 者年轻 10 岁左右,平均年龄前者为 28~36 岁,后者为 40~44 岁。除遗传因素外,10% 的 MPNST 可能与放疗有关。

与其他类型的梭形细胞肉瘤相比,MPNST 的组织学形态比较复杂,在常规 HE 切片上常难以判断为神经源性。镜下大多数 MPNST 由排列紧密、条束状增生的梭形细胞组成,呈弥漫状生长,形成交替性分布的细胞丰富区和稀疏区,于血管周围见密集的瘤细胞,尤其是在疏松或黏液样区域的血管周围。高倍镜下,瘤细胞呈施万细胞的形态特点,核深染,核形不规则、不对称,核端呈圆形或锥形、逗点样、蝌蚪样或子弹头样,核分裂象易见,在稀疏细胞区内多呈细长的波浪状,瘤细胞的胞质多呈嗜酸性或嗜双色性。除条束状排列外,肿瘤内有时可见漩涡状结构,类似触觉小体。肿瘤内血管丰富,为厚壁血管,局部区域形成血管外皮瘤样结构。

(二)鉴别诊断

1. **纤维肉瘤(包括黏液纤维肉瘤)**　与 MPNST 相比,瘤细胞核相对对称,瘤细胞只表达 vimentin,偶可表达 actin,而包括 S-100 和 SOX10 等在内的神经性标志物多为阴性。

2. **梭形细胞滑膜肉瘤**　瘤细胞表达 CK、EMA、BCL2 和 CD99,需注意的是,30% 的滑膜肉瘤也可表达 S-100,不能仅依靠 S-100 就诊断为 MPNST。细胞和分子遗传学检测分别显示 t(X;18)和 *SS18-SSX1/2* 融合性基因,可采用 FISH 或反转录 PCR(reverse transcription PCR, RT-PCR)检测。值得指出的是,滑膜肉瘤可发生于大的神经干,极少数情况下,也可发生于 NF1 患者,易被误诊为 MPNST。

3. **透明细胞肉瘤**　瘤细胞表达 S-100、SOX10 和 HMB45,产生 *EWSR1-ATF1* 融合性基因。

4. **恶性孤立性纤维性肿瘤**　部分肿瘤内可见经典的孤立性纤维性肿瘤成分。瘤细胞表达 CD34、BCL2、CD99 和 STAT6,而瘤细胞 S-100 和 SOX10 为阴性。

六、最新进展及小结

MPNST 是侵袭性肉瘤,通常在 NF1 的背景下发展。除手术切除外,这些肿瘤对目前所有的治疗方法未显示明确疗效;对于肢体原发灶,仅手术切除足够宽的边缘有实现潜在治愈性的可能。局部晚期或局部复发肿瘤的管理具有挑战性。不可切除、复发或转移的肿瘤目前无特异性的有效治疗方法[1-3]。即使积极采用手术和放疗,预后也不好。预后不良的迹象包括肿瘤大小超过 5cm、肿瘤分级较高、与 NF1 相关、年龄较大、诊断时远处转移,以及无法达到无肿瘤切缘。

　　在多项研究中，5 年生存率为 34% 至 64%。这些报告中的不同结果可能部分是由于治疗方案的差异和 NF1 相关 MPNST 的比例，与散发性 MPNST 相比，它们通常出现在较晚的阶段，肿瘤更大。临床前研究已经确定了几个用于治疗干预的新型候选分子靶点，但迄今为止靶向治疗已被证明无效。最近的研究已经确定了 MPNST 中多梳蛋白抑制复合物 2（Polycombrepressive complex 2，PRC2）核心成分、胚胎外胚层发育蛋白（EED）和 zeste12 同系物（recombinant suppressor of zeste 12 homolog，SUZ12）抑制因子的反复突变。在大多数 MPNST 中鉴定 PRC2 成分 *EED* 和 *SUZ12* 的突变可能意味着完整成分 EZH2 的非典型致癌活性，并为治疗干预提供新的机会[4-6]。

（王　欣）

参考文献

［1］SCHAEFER I M, FLETCHER C D, HORNICK J L. Loss of H3K27 trimethylation distinguishes malignant peripheral nerve sheath tumors from histologic mimics. Modern pathology, 2016, 29(1): 4-13.

［2］ASANO, NAOFUMI, MORI, et al. Immunohistochemistry for trimethylated H3K27 in the diagnosis of malignant peripheral nerve sheath tumours. Histopathology, 2017, 70(3): 385-393.

［3］ZHANG X, MURRAY B, MO G, et al. The role of polycomb repressive complex in malignant peripheral nerve sheath tumor. Genes(Basel), 2020, 11(3): 287.

［4］KORFHAGE J, LOMBARD D B. Malignant peripheral nerve sheath tumors: from epigenome to bedside. Mol Cancer Res, 2019, 17(7): 1417-1428.

［5］BAEHRING J M, BETENSKY R A, BATCHELOR T T. Malignant peripheral nerve sheath tumor: the clinical spectrum and outcome of treatment. Neurology, 2003, 61(5): 696-698.

［6］KOLBERG M, HØLAND M, AGESEN T H, et al. Survival meta-analyses for ＞1 800 malignant peripheral nerve sheath tumor patients with and without neurofibromatosis type 1. Neuro Oncol, 2013, 15(2): 135-147.